MANUAL DE ONCO-ENDOCRINOLOGIA PEDIÁTRICA

GILDA D'AGOSTINO EUGUI

MANUAL DE ONCO-ENDOCRINOLOGIA PEDIÁTRICA

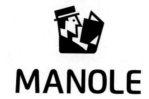

MANOLE

Copyright © 2021 Editora Manole Ltda., por meio de contrato com a autora.

Editora: Eliane Otani
Coordenação e produção editorial: Eliane Otani/Visão Editorial
Projeto gráfico e diagramação: Eliane Otani/Visão Editorial
Capa: Sopros Design
Ilustração da capa: modificada de Freepik por Sopros Design

CIP-BRASIL. CATALOGAÇÃO NA PUBLICAÇÃO
SINDICATO NACIONAL DOS EDITORES DE LIVROS, RJ

E88m

    Eugui, Gilda D'Agostino
    Manual de onco-endocrinologia pediátrica : efeitos da doença neoplásica e do seu tratamento no sistema endócrino em crianças e adolescentes / Gilda D'Agostino Eugui. - 1. ed. - Barueri [SP] : Manole, 2021.
    272 p. ; 24 cm.

    Apêndice
    Inclui bibliografia
    ISBN 978-65-5576-161-0

    1. Câncer em crianças - Tratamento - Manuais, guias, etc. 2. Endocrinologia pediátrica - Manuais, guias, etc. I. Título.

21-68473   CDD: 618.92994
                CDU: 616-006:616.4-053.2

Leandra Felix da Cruz Candido - Bibliotecária - CRB-7/6135

Todos os direitos reservados.
Nenhuma parte deste livro poderá ser reproduzida, por qualquer processo, sem a permissão expressa dos editores. É proibida a reprodução por fotocópia. A Editora Manole é filiada à ABDR – Associação Brasileira de Direitos Reprográficos.

1ª edição – 2021

Editora Manole Ltda.
Alameda América, 876 – Polo Empresarial – Tamboré
Santana de Parnaíba – SP – Brasil – CEP: 06543-315
Tel.: (11) 4196-6000
www.manole.com.br – atendimento.manole.com.br

Impresso no Brasil | *Printed in Brazil*

São de responsabilidade da autora as informações contidas nesta obra.
Durante o processo de edição desta obra, foram tomados todos os cuidados para assegurar a publicação de informações precisas e de práticas geralmente aceitas. Do mesmo modo, foram empregados todos os esforços para garantir a autorização das imagens e fotos aqui reproduzidas. Caso algum autor ou detentor dos direitos autorais sinta-se prejudicado, favor entrar em contato com a Editora. Os autores e a Editora eximem-se da responsabilidade por quaisquer erros ou omissões ou por quaisquer consequências decorrentes da aplicação das informações presentes nesta obra. É responsabilidade do profissional, com base em sua experiência e conhecimento, determinar a aplicabilidade das informações em cada situação.

DEDICO ESTE MANUAL A TODAS AS CRIANÇAS QUE,
COM SEUS EXEMPLOS DE CORAGEM E DIGNIDADE,
ME ENSINARAM A PERCORRER NOVOS CAMINHOS.

"As crianças não são as pessoas de amanhã, mas pessoas de hoje.
Devem ser levadas a sério.
Têm direito a serem tratadas pelos adultos com
ternura e respeito, como iguais.
Elas devem ter permissão para se tornarem quem deverão ser.
A pessoa desconhecida dentro de cada uma
delas é a esperança para o futuro."
Janusz Korczak

AGRADECIMENTOS

O meu longo caminho de vida profissional possibilitou inúmeras oportunidades, assim como conhecer pessoas que contribuíram enormemente na minha formação e carreira.

Da Faculdade de Medicina de Sorocaba da Pontifícia Universidade Católica de São Paulo (PUC-SP), agradeço à Prof[a]. Dr[a]. Diana Tannus, exemplo de dedicação, respeito e profundo amor ao paciente, aliados ao grande conhecimento técnico; ao Prof. Dr. Walter E. Maffei, patologista brilhante, com visão avançada para a época, quando enfatizava a importância da genética e da imunologia no futuro da medicina, despertando nos alunos o espírito crítico; ao Prof. Dr. José da Silva Ramos, por seus ensinamentos de semiologia, base importante da medicina; e aos meus colegas de estudos durante a graduação Dr[a]. Laura S. L. Roma, Dr. Roque Monteleone Neto e Dr. João Lauro Viana de Camargo, com quem aprendi a compartilhar nossas dificuldades.

Agradeço também às minhas queridas colegas de "república" Dr[a]. Maria Elisabete César de Monaco, Dr[a]. Rosa Maria Dácar da Silva, Dr[a]. Ivani Armando e Dr[a]. Ana Maya Yoshida, com quem aprendi o valor de uma amizade fraterna.

Reconhecimento especial ao Prof. Dr. José Vicente Martins Campos, responsável por eu ter escolhido a endocrinologia pediátrica como especialidade e de quem recebi orientações e incentivo.

Do período de residência em Pediatria, no Hospital das Clínicas da Faculdade de Medicina da Universidade de São Paulo (FMUSP), guardo saudosa e grata lembrança dos professores Dr. Gabriel Oselka, Dr[a]. Tatiana Rozov, Dr[a]. Dorina Barbieri, Dr. Pedro Takanori e Dr. Adanor Quadros, bem como da nossa residente Dr[a]. Katharina Nelly Tobos Melnikoff, por terem me ensinado as bases da pediatria. Agradeço ao Dr. Mário Teles Filho e ao Dr. Hermes Sanches Cruz, colegas de estágio, pela sua amizade e pelo seu apoio; e ao Dr. Oswaldo Tanaka e à Dr[a]. Ana Maria Bara, queridos companheiros de estudo.

Da especialização em Endocrinologia que concluí no Hospital de Niños "Dr. Ricardo Gutierrez" (Buenos Aires, Argentina), tenho muitos a quem agradecer. Tive o privilégio de ter como professor Dr. César Bergadá, pioneiro da Endocrinologia Pediátrica na América Latina, pessoa excepcional, exemplo de humanismo, cordialidade, dedicação e grande conhecimento técnico. O Prof. Dr. Juan Jorge Heinrich nos disponibilizou generosamente o seu trabalho de atendimento a pacientes deficientes de hormônio de crescimento, transmitindo toda sua experiência. Aos professores e professoras Dr. Marco Aurélio Rivarola, Dr. Hernán Mendilharzu, Dr. Hector Chames, Dr. Hector Jasper, Dr. Ignacio Bergadá, Dr. Roberto Coco, Dra. Marta Barontini, Dra. Maria Eugênia Escobar, Dra. Sonia Iorcansky, Dra. Laura Gruñeiro-Papendieck, Dra. Marta Fahrer, Dra. Alicia Barmach, Dra. Amely E. Cayssials, Dra. Gloria Levi, Dra. Gaby Ruarte e Dra. Graziela Del Rey. Sou grata também às minhas queridas colegas e amigas de residência Dra. Mirta Stivel (chefe da residência), Dra. Titania Pasqualini, Dra. Silvia Gottlieb, Dra. Alicia Martinez e Dra. Alicia Belgorosky, pelo companheirismo, apoio e amizade. Saudosa e grata lembrança do amigo Juan Krauser, exemplo de superação.

Aos professores Dr. Walter Bloise e Dra. Dorina Epps pelo afeto, incentivo e confiança, exemplos de humanismo e profissionalismo.

Agradecimento especial ao Dr. Alois Bianchi, pediatra de excelência e pioneiro da Oncologia Pediátrica no Brasil, por ter me dado a oportunidade de iniciar uma nova especialidade e o privilégio de pertencer à sua equipe de trabalho. Seus ensinamentos e amizade durante todos esses anos nos serviram de exemplo e modelo.

Agradeço também aos professores Dr. Sergio Petrilli, Dra. Maria Lydia D'Andrea, Dra. Célia Gianotti Antonelli que, com muita paciência, ensinaram-me os princípios básicos do atendimento oncológico. Aos meus queridos residentes professores Dr. Luiz Fernando Lopes, Dra. Beatriz de Camargo, Dra. Nasjla Saba, Dra. Eliana Caram e Dra. Maria Pizza, pelo estímulo constante e pelo tanto que me ensinaram.

À equipe do Grupo de Estudos Pediátricos dos Efeitos Tardios do Tratamento Oncológico (GEPETTO) do Hospital A.C.Camargo, pelo compartilhamento dos conhecimentos multidisciplinares: Dr. Luiz Fernando Lopes, Dr. Newton F. T. Sanfelice, Dr. Carlos Martinez Osório, Dr. Júlio C. Santin, Dra. Virginia C. Pinto, Dra. Patrícia H. P. Liberman, Dra. Maria Elizete Prado, Dra. Célia L. da Costa, Dra. Silvia A. P. Teixeira, Dra. Ivy Jungerman e Dra. Taís Helena Mastrocinque.

Aos queridos colegas do Hospital Menino Jesus, pelo trabalho em equipe, Dr. Washington Garbim, Profa. Dra. Sonia T. Ramos, Dr. Eurico Mendonça, Dra. Estela Sabino, Dra. Conceição Guttila, Dra. Maria do Socorro Braga e Prof. Dr. Carlos A. Longui, residente exemplar.

Na Estratégia da Saúde da Família, grande afeto aos colegas Dra. Márcia Ernani de Aguiar, Dr. Octavio Grecco, Dr. Tony W. P. da Fonseca, Dr. Eduardo Cruz e Dra. Eleonora L. M. P. Malta que, generosamente, me transmitiram as suas experiências e seus conhecimentos básicos para o atendimento. Ao Dr. Wilson Pereira de Souza, por seu grande apoio. Às queridas enfermeiras Olga Gonçalves, Melissa L. P. de Souza, Francies R. Oliveira, Flávia F. R. Pirola, Mônica S. Rosa e Elizabeth F. de Moraes, pelas preciosas orientações e ensinamentos. A todos os agentes de saúde, pela grande dedicação e colaboração.

Pela afetuosa e cálida acolhida, agradeço a todos os colegas do Hospital de Amor Infantojuvenil de Barretos: Dr. Mario José A. de Paula, Dr. Robson Coelho, Drª. Nadia S. R. Santos, Drª. Roberta Zeppini, Dr. Fabio L. C. Faustino, Dr. Gustavo C. Pugliesi, Drª. Fernanda P. Souza, Drª. Alessandra L. Antoniazzi, Drª. Alessandra C. Ministro, Drª. Ana Glenda S. Vieira, Dr. Ramon Rolin, Drª. Neysimelia C. Villela, Dr. Rafael Balceiro, Drª. Danielle O. Lima, Drª. Bianca F. Baglioli, Drª. Juliana L. Neves, Dr. Carlos Eduardo B. Cavalcante, Dr. Wilson E. de Oliveira Jr., Dr. Rodrigo C. Ribeiro, Drª. Amanda G. M. Monteneri, Dr. Ricardo R. Gama, Dr. Silvio C. Sargentini, Dr. Eduardo A. Toller e Drª. Vilani Kremer.

Especial agradecimento pelas sugestões durante a redação deste manual aos colegas Drª. Andreia R. P. A. de Paula, Drª. Bruna Mançano, Dr. Caio Augusto D. Pereira, Dr. Carlos de Almeida Jr., Drª. Gisele E. Martins, Drª. Patrícia S. Ikeuti, Drª. Flávia Watusi, Prof. Dr. Carlos Alberto Longui e Prof. Dr. Osmar Monte.

Às queridas enfermeiras Débora R. de Campos e Patrícia Helena T. A. da Silva, por sempre me ajudarem em minhas dificuldades, um muito obrigado. Ao sr. Arthur Bernardes, gerente administrativo, sempre auxiliando nas dificuldades técnicas.

São inúmeras as pessoas que, fazendo parte das equipes de trabalho, me ajudaram e a quem agradeço.

Agradeço a Deus, por meus pais, Maria de Lourdes e Victório, exemplos de amor e companheirismo; às minhas queridas irmãs, Lídia e Justina, que tanto me ensinaram; ao meu esposo, Eduardo, sempre presente; e ao Andrés, querido filho, por seu apoio e amor incondicional.

Agradeço ao Prof. Dr. Luiz Fernando Lopes, pela amizade de tantos anos, pela gentileza de haver escrito o prefácio, por sua confiança e por ter me dado a oportunidade de retomar as minhas atividades na área da Oncologia.

Agradecimento muito especial à Sra. Sandra Maria P. C. Aranha Koraicho, que, pelo seu altruísmo, tornou possível a edição deste manual.

Finalmente, à sra. Eliane Otani e à Editora Manole, pelo profissionalismo e cuidado na edição deste livro.

PREFÁCIO

Que alegria e que honra poder escrever algumas palavras sobre esse *Manual de onco-endocrinologia pediátrica*. Várias são as razões para sentir esse imenso entusiasmo.

Dra. Gilda foi a primeira médica especializada, não oncologista, vivendo no mundo de oncologistas que conheci no início dos anos de 1980. Ela mostrava-me, quando eu ainda era residente de oncologia pediátrica, a importância de se olhar com atenção para os riscos que o tratamento oncológico poderia deixar nos poucos pacientes que sobreviveriam.

Lembro-me de que, naquela década de 1980, os pais de filhos internados nos diziam que queriam a cura a qualquer preço. Nossa angústia e obstinação pela cura contrastavam com a falta de referências de como ficariam aquelas crianças no futuro, já que, mesmo em outros países, a especialidade era nova, fazia-nos olhar para o momento presente, buscar associações de drogas que, em conjunto, poderiam significar a cura. A radioterapia, usada antes da quimioterapia e, depois, somada a ela, permitiu um salto na sobrevida. Contudo, Dra. Gilda já estava lá, atenta e nos alertando. Acompanhava os pacientes com efeitos agudos, mas também já considerava os riscos de sequelas endocrinológicas, as quais seriam severas e presentes em alto número de pacientes anos mais tarde.

Avançamos uma década e, nos primórdios dos anos de 1990, iniciei, no país, um ambulatório especializado em efeitos tardios do câncer pediátrico, chamado Gepetto (Grupo Especialidades Pediátricas dos Efeitos Tardios do Tratamento Oncológico). Paulatinamente, foram chegando especialistas de várias áreas médicas ou de equipes multidisciplinares. Dra. Gilda foi a primeira pessoa que me incentivou a criar o Gepetto, bem como a primeira especialista a fazer parte dele. Passamos a compreender melhor as necessidades de cada paciente, olhando-os de forma individual e oferecendo terapias específicas quando precisavam de cuidado, mesmo que já estivessem há anos fora do tratamento curativo para o câncer. Aprendemos que a era da "cura a qualquer preço" já não cabia e que o termo cura merecia outro significado, sobretudo após olhar para os indivíduos sobreviventes. Surgiu, assim, a necessidade de conhecer o verdadeiro significado da cura, incluindo-se os conceitos de cura biológica, cura psicológica e cura social. Tínhamos, no ambulatório, pacientes portadores de câncer da infância que nos angustiavam, por sabíamos que as sequelas seriam definitivas e comprometeriam significativamente a qualidade de suas vidas.

Após um tempo, já averiguando um número grande de pacientes sobreviventes e examinados, várias teses de mestrado e de doutorado defendidas que estudaram esses pacientes, abordando fertilidade, pensamento suicida, estresse pós-traumático e sequelas cardíacas, renais, cognitivas, odontológicas, de fala, déficit de audição, nutricionais, entre outras, permitiram-nos perceber, junto com colegas de todo o mundo, que o caminho seria, além de curar cada vez mais, minimizar ao máximo os efeitos tardios.

Em 2010, comecei a trabalhar no Hospital de Câncer de Barretos, atualmente conhecido como Hospital de Amor, que, desde o ano 2000, tem um serviço com forte atuação de oncopediatras. Nesse serviço, eu observei que alguns pacientes, tratados em anos mais recentes, embora apresentassem menos sequelas e com menores gravidades, demonstravam necessidades particulares. Ali, iniciou-se uma discussão sobre a primordialidade de se montar um grupo de estudos de efeitos tardios. Após alguns anos, sobreveio a grande alegria de oferecer para a Dra. Gilda uma incumbência em Barretos. Nós já não trabalhávamos juntos há mais de dez anos. Ela, ali, cuidando dos pacientes, não havia mudado seu modo de ser e de pensar. Seu perfil inquieto, de pessoa estudiosa, buscando soluções e planejando rotinas na sua área, mostrou-me que havia chegado a hora de incluí-la na equipe, a fim de que ela olhasse para as complicações agudas endocrinológicas provocadas pelo tratamento do câncer infantojuvenil, assim como cuidasse dos pacientes já tratados, ainda que com tratamentos menos mutilantes. Aqui, valem ser ressaltados dois pontos: que a quimioterapia em altas dosagens continua sendo o principal recurso para a cura e que esses pacientes precisam ser acompanhados a longo prazo.

Mais recentemente, Dra. Gilda procurou-me para saber a minha opinião a respeito de escrever um manual sobre orientações para pediatras, pediatras oncologistas e todos os envolvidos no tratamento do câncer infantil. A ideia dela era colocar no papel sua visão de endocrinologista pediatra com experiência em oncologia, com o objetivo de orientar as futuras gerações de médicos e profissionais não médicos que cuidam ou cuidarão de crianças e adolescentes com câncer.

Talvez, eu nem fosse a melhor pessoa para escrever este prefácio, visto que temos em comum um grande mestre e mentor, o Dr. Alois Bianchi. Fundador das atividades da oncopediatria no Hospital A.C.Camargo nos anos de 1960, ele conviveu por décadas com Dra. Gilda e comigo. Por respeito à sua idade, decidimos que eu seria o prefaciador. Fiquei sem palavras para expressar o quão comovido e honrado estou em poder redigir este prefácio em meu nome e em nome do Dr. Alois.

Tenho certeza de que este manual será de enorme valia para aqueles que lidam, no dia a dia, com pacientes oncológicos, que tratam ou foram tratados de câncer na infância e na adolescência.

Prof. Dr. Luiz Fernando Lopes
Coordenador Geral da Unidade Infantojuvenil do Hospital de Amor de Barretos

SUMÁRIO

APRESENTAÇÃO XXI

PARTE 1 • EFEITOS IMEDIATOS DA PRÓPRIA DOENÇA
NEOPLÁSICA E DE SEU TRATAMENTO 1

SEÇÃO A • EFEITOS IMEDIATOS DA PRÓPRIA DOENÇA NEOPLÁSICA . . 3

CAPÍTULO **1** • TUMORES DO SISTEMA NERVOSO CENTRAL (SNC) 5
   1. Noções gerais 5
      1.1. Alterações da própria patologia 5
      1.2. Diagnóstico clínico 8
      1.3. Avaliação do perfil hormonal 9
      1.4. Diagnóstico por imagem 10
      1.5. Patologias oncológicas não endocrinológicas que apresentam alterações
          hormonais 11
   2. Craniofaringeomas 12
      2.1. Cirurgia 15
      2.1.1. Cirurgia de emergência 15
      2.1.2. Cirurgia programada 16
      2.2. Qual a melhor abordagem? 17
      2.3. Recorrência 18
      2.4. Complicações após o tratamento 19
   3. Prolactinomas 20
   4. Doença/síndrome de Cushing 22

CAPÍTULO **2** • CISTOS DE RATHKE 27

CAPÍTULO **3** • TUMORES DAS ADRENAIS. 33
   1. Tumores da cortical. 33
   2. Tumores da medular das adrenais 38
      2.1. Feocromocitoma/paraganglioma 38
      2.2. Síndromes associadas aos feocromocitomas/paragangliomas 40
      2.3. Diagnóstico. 43
      2.4. Localização do tumor 45
      2.5. Diagnóstico por imagem 45
      2.6. Abordagem teranóstica 49
      2.7. Tratamento 49

CAPÍTULO **4** • TUMORES DA TIREOIDE. 51
   1. Câncer papilífero 52
      1.1. Diagnóstico. 53
      1.2. Estadiamento 54
      1.3. Riscos 55
      1.4. Exames combinados 55
      1.5. Tratamento 57
   2. Carcinoma medular da tireoide 57
      2.1. Diagnóstico. 58
      2.2. Tratamento 58

CAPÍTULO **5** • TUMORES DAS GÔNADAS COM SINTOMATOLOGIA
ENDOCRINOLÓGICA. 61
   1. Tumores do ovário 61
      1.1. Tumores do estroma do cordão sexual 61
      1.2. Disgerminomas 66
   2. Tumores do testículo 67
      2.1. Tumores do estroma do cordão sexual 67
   3. Tumores relacionados a alterações da diferenciação sexual 69
      3.1. Classificação das disgenesias gonadais com risco de malignização . . . 71
      3.2. Neoplasias mais frequentes na gônada disgenética 73
   4. Tumores do testículo com restos da adrenal 74

SEÇÃO B • EFEITOS DO TRATAMENTO DA DOENÇA NEOPLÁSICA: QUIMIOTERAPIA/CIRURGIA 77

CAPÍTULO **6 • ALTERAÇÕES DA GLICEMIA PELO TRATAMENTO ONCOLÓGICO** 79
   1. Hiperglicemia 79
      1.1. L-asparaginase e prednisona 80
      1.2. Hiperglicemia por glicocorticoides. 81
   2. Hipoglicemia por quimioterapia 88

CAPÍTULO **7 • DISTÚRBIOS HIDROELETROLÍTICOS** 91
   1. Hiponatremia. 96
      1.1. Hiponatremia aguda 97
      1.2. Hiponatremia crônica 98
   2. Hipernatremia 106
   3. Adipsia 109
   4. Diabetes *insipidus* central de etiologia tumoral 110

CAPÍTULO **8 • ALTERAÇÕES DO METABOLISMO DO CÁLCIO** 115
   1. Hipocalcemia. 115
   2. Hipercalcemia 117

CAPÍTULO **9 • ALTERAÇÕES ENDOCRINOLÓGICAS POR IMUNOTERAPIA: INIBIDORES DE *CHECKPOINTS*** *121*
   1. Anticorpos monoclonais 123
   2. Efeitos do tratamento 123
   3. Avaliações antes e durante o tratamento 125
   4. Noções gerais para o diagnóstico e o tratamento 126
   5. Avaliação e conduta de acordo com o grau de alterações encontradas. . . . 126
      5.1. Hipófise 126
      5.2. Tireoide 127
      5.3. Adrenal 128
      5.4. Diabetes *mellitus* 1 129
   6. Seguimento 129

PARTE 2 • EFEITOS TARDIOS DO TRATAMENTO DA DOENÇA NEOPLÁSICA 131

CAPÍTULO 10 • ALTERAÇÕES CLÍNICAS DA QUIMIOTERAPIA E DA RADIOTERAPIA 133

1. Crescimento 133
   1.1. Resumo das modalidades de tratamento e os seus efeitos no crescimento. 133
   1.2. Avaliação clínica 134
   1.3. Puberdade 135
   1.4. Avaliações e condutas a seguir 137
2. Tireoide 139
   2.1. Modalidades de tratamento e os seus efeitos na tireoide 139
   2.2. Avaliações 140
3. Gônadas 142
   3.1. Modalidades de tratamento e seus efeitos no aparelho reprodutor 142
   3.2. Avaliações 144
   3.3. Tratamento 145
   3.4. Puberdade precoce central 146
4. Adrenais 148
   4.1. Etiologia 148
   4.2. Avaliação 149
   4.3. Tratamento 151

CAPÍTULO 11 • ALTERAÇÕES METABÓLICAS APÓS O TRATAMENTO ONCOLÓGICO 153

1. Risco cardiovascular 153
2. Obesidade 153
3. Diabetes *mellitus* 154
4. Síndrome metabólica 156

CAPÍTULO 12 • OSTEOPOROSE SECUNDÁRIA AO TRATAMENTO ONCOLÓGICO 159

1. Efeitos para a osteoporose 160
2. Método semiquantitativo de Genant para avaliar as fraturas vertebrais 161
3. Alterações ósseas no transplante autólogo de medula óssea (TMO) 163
   3.1. Osteoporose 163
   3.2. Osteonecrose 167
Tabela-resumo da Parte 2 169

PARTE 3 • PREPARO PRÉ-CIRÚRGICO 171

CAPÍTULO **13** • CIRURGIA DOS TUMORES DO SISTEMA NERVOSO
CENTRAL (SNC) 173
    1. Avaliações antes da cirurgia. 173
    2. Medicações antes e durante a cirurgia 173
    3. Cuidados após a cirurgia: alterações hidroeletrolíticas no pós-operatório . .174
        3.1. Diabetes *insipidus* e hiponatremia (SIADH) 174
        3.2. CSWS (*cerebral salt wasting syndrome*) 177
        3.3. Adipsia 178

CAPÍTULO **14** • FEOCROMOCITOMAS/PARAGANGLIOMAS 179
    1. Cuidados gerais 179
        1.1. Diagnóstico da hipertensão arterial 179
        1.2. Tratamento da hipertensão arterial 181
        1.3. Tratamento das arritmias cardíacas 182
    2. Abordagem cirúrgica 183
        2.1. Cuidados na ressecção do tumor 184
    3. Cuidados após a cirurgia. 185
    4. Seguimento após a cirurgia. 186

CAPÍTULO **15** • CIRURGIA DE PACIENTES PEDIÁTRICOS PORTADORES DE
DIABETES *MELLITUS* TIPO 1 187
    1. Preparo cirúrgico .187
    2. Pré-operatório 188
    3. Insulinoterapia conforme tempos de cirurgia 188
    4. Infusão de insulina conforme glicemias 189
    5. Controles após a cirurgia. 190

PARTE 4 • EMERGÊNCIAS 191

CAPÍTULO **16** • CRISE ADRENAL 193

CAPÍTULO **17** • ENCEFALOPATIA HIPONATRÊMICA 195

CAPÍTULO 18 • TRATAMENTO DA SIADH 199
    1. CSWS (*cerebral salt wasting syndrome*) – perda de sal cerebral 200

CAPÍTULO 19 • TRATAMENTO AGUDO DA HIPOCALCEMIA 201

CAPÍTULO 20 • TRATAMENTO AGUDO DA HIPERCALCEMIA 203

CAPÍTULO 21 • MENORRAGIA DURANTE A QUIMIOTERAPIA 205
    1. Prevenção da menorragia 207

PARTE 5 • INSUFICIÊNCIA ADRENAL NO PACIENTE
    ONCOLÓGICO 209

CAPÍTULO 22 • INSUFICIÊNCIA ADRENAL NA ONCOLOGIA
    PEDIÁTRICA 211
    1. Cuidados para prevenir a crise adrenal. 214

CAPÍTULO 23 • SUSPENSÃO DA GLICOCORTICOTERAPIA CRÔNICA. . 215

APÊNDICES 219

I • MODELOS DE CARTÕES DE IDENTIFICAÇÃO PARA O PACIENTE . 221
    1. Resumo das alterações endocrinológicas e orientações para o seguimento . .221
        1.1. Efeitos apresentados no sistema endocrinológico 222
        1.2. Tratamentos atuais 223
    2. Insuficiência adrenal 224

II • CRITÉRIOS DE DIAGNÓSTICO NUTRICIONAL 227
    1. Crianças 227
        1.1. Pontos de corte de peso por idade para crianças 227
        1.2. Pontos de corte de estatura por idade para crianças 227
        1.3. Pontos de corte de peso por estatura para crianças 228
        1.4. Pontos de cortes de IMC para crianças 228

2. Adolescentes 228
   2.1. Pontos de corte de IMC por idade para adolescentes 228
   2.2. Pontos de corte para estatura por idade para adolescentes 228

III • ESTADIAMENTO PUBERAL DE TANNER 229
1. Sexo feminino 229
2. Sexo masculino 230
   2.1. Volume dos testículos (mL): orquidômetro de Prader 230

IV • GRÁFICOS DE CRESCIMENTO 231

V • PADRÕES NORMAIS DA PRESSÃO ARTERIAL 241
1. Aferição da pressão arterial 241
   1.1. Tamanho dos manguitos para pressão arterial 241
   1.2. Classificação da pressão arterial de acordo com a faixa etária 242
   1.3. Tabelas da pressão arterial 242

APRESENTAÇÃO

"Que nenhuma opinião seja uma convicção absoluta, imutável. Que o dia de hoje seja sempre uma passagem feita de soma das experiências de ontem, enriquecida das experiências de amanhã... Somente com essa condição nosso trabalho nunca será monótono e nem sem esperança.
Janusz Korczak

Em 1978, após concluir minha formação básica em pediatria e endocrinologia pediátrica, fui trabalhar no Departamento de Pediatria do Hospital de Câncer A.C.Camargo de São Paulo, a convite do Dr. Alois Bianchi. Deparei-me com um enorme desafio: enfrentar um campo ainda desconhecido e complexo em minha área de especialização. Além disso, naquela época, as informações dos avanços médicos tardavam a chegar, o que dificultava o acesso às experiências de outros centros.

No entanto, com o trabalho desenvolvido ao longo do tempo e a prática conjunta de atividades multidisciplinares, pude observar, avaliar e adquirir alguns resultados práticos e, assim, perceber como essas duas especialidades, a oncologia e a endocrinologia pediátrica, estão imbricadas, seja pelos tumores endócrinos, seja pelos efeitos imediatos e/ou tardios da cirurgia, quimioterapia, radioterapia e, atualmente, da imunoterapia.

Os tratamentos agressivos para a cura, durante aquele período, permitiam maior sobrevida aos pacientes e, portanto, era possível observar e ponderar seus efeitos tardios, com consequências importantes, principalmente no sistema endócrino. Em razão disso, a participação de endocrinologistas nas equipes de oncologia tornou-se cada vez mais necessária. Considerando-se esses efeitos e visando a minimizar as consequências negativas do tratamento, foram progressivamente introduzidas mudanças importantes nos protocolos de acompanhamento dos pacientes. Excluiu-se o uso de drogas altamente gonadotóxicas, como o clorambucil, embora ainda persistam no arsenal da quimioterapia a ciclofosfamida, a procarbazida e o bussulfano, que comprometem a fertilidade. Surgiram novos tratamentos, como os anticorpos monoclonais, mas que, pelo seu efeito no sistema imunológico, também produzem alterações autoimunes no sistema endócrino, como hipofisite, adrenalite, disfunções da tireoide e diabetes *mellitus*. Todos esses conhecimentos, certamente, viabilizarão o aprimoramento das novas modalidades de tratamento e ainda haverá muito a ser estudado e aprendido.

Atualmente, as cirurgias do sistema nervoso central (SNC) são menos agressivas e o tratamento é complementado pela radioterapia que, graças ao avanço tecnológico, permite delimitar com precisão o campo a ser tratado, preservando as áreas adjacentes. A introdução de feixes de prótons também contribuiu para minimizar os efeitos colaterais do tratamento. As deficiências hormonais múltiplas, outrora encontradas com frequência, hoje são menos recorrentes, apesar de não terem desaparecido completamente. Mais estudos em longo prazo são necessários para avaliar os efeitos. No tratamento do linfoma de Hodgkin, a radioterapia cervical é atualmente seletiva e indicada para pacientes mais graves, preservando-se a tireoide de muitos pacientes dos riscos de disfunção e de câncer. Já na irradiação do neuroeixo, do tórax e do abdome, ainda persistem os efeitos que prejudicam a cartilagem de crescimento das vértebras, causando encurtamento da coluna e agravamento na estatura final.

Consideradas as questões elencadas acima, decidi elaborar este pequeno manual, incentivada por colegas, acreditando que ele possa ser uma contribuição útil aos interessados por essa nova especialidade: a onco-endocrinologia pediátrica. Não tenho pretensão de esgotar o tema neste livro, visto que seria impossível, tampouco abranger toda a endocrinopediatria. O objetivo é auxiliar o profissional nas condutas da prática diária, abordando as alterações mais comuns das patologias tumorais endócrinas por meio dos efeitos imediatos e/ou tardios do tratamento oncológico no sistema endócrino, de modo a orientar o diagnóstico e seu tratamento.

Para fins didáticos, este manual está dividido em cinco partes.

Os efeitos imediatos são apresentados na Parte 1, cuja seção A trata dos efeitos imediatos da própria patologia e seção B, dos efeitos do tratamento. Na seção B, são destacadas duas importantes condições, frequentes na prática diária: os efeitos da quimioterapia no metabolismo da glicose e os distúrbios hidroeletrolíticos. Para facilidade prática, o tratamento dessas condições foi considerado na Parte 4 do livro.

Na Parte 2, foram abordados os efeitos tardios da quimioterapia e da radioterapia, indicando as doenças oncológicas e seus respectivos tratamentos, com as alterações no crescimento, nas diferentes glândulas e no metabolismo, orientando como avaliar e tratar cada condição.

Os cuidados pré-operatórios foram tratados na Parte 3, enfatizando-se tanto a avaliação e o tratamento dos distúrbios hidroeletrolíticos que ocorrem no pós-operatório imediato de tumores do SNC quanto o preparo pré-operatório dos pacientes portadores de feocromocitoma para normalizarem a pressão arterial. É também de magnitude vital a indicação do glicocorticoide no pré e no pós-operatório para pacientes com insuficiência adrenal.

As emergências são discutidas na Parte 4, englobando-se o reconhecimento e o tratamento da crise adrenal em situações de: desmame de glicocorticoide, tumores do SNC, uso do mitotane e adrenalectomias. O tratamento da encefalopatia hiponatrêmica é evidenciado na Parte 4 por sua relevância nos distúrbios hidroeletrolíticos. São ressaltados, também, o diagnóstico e o tratamento da hipocalcemia após tireoidectomia, e o tratamento e a prevenção da menorragia nas pacientes adolescentes que receberão transplante de medula óssea.

Por sua importância na prática diária, a Parte 5 dedica-se ao reconhecimento e ao tratamento da insuficiência adrenal para prevenir as crises e aos cuidados no desmame da glicocorticoterapia crônica.

Na seção de apêndices, dois itens são de grande notoriedade:
- O cartão de identificação, que o paciente deverá receber, com o resumo do tratamento que realizou, suas consequências e as reposições hormonais indicadas, cujas informações serão de grande utilidade para o seu acompanhamento, servindo de orientação para os cuidados, em longo prazo, das alterações outros sistemas, além do endócrino.
- O cartão com as instruções para a prevenção e o tratamento da crise adrenal.

Espero que este manual alcance o seu objetivo, sendo útil tanto na prática diária para orientação referente aos cuidados imediatos e em longo prazo do paciente quanto na pesquisa para uma busca mais detalhada dos distintos tópicos abordados visando ao aprimoramento constante do tratamento.

PARTE 1

EFEITOS IMEDIATOS DA PRÓPRIA DOENÇA NEOPLÁSICA E DE SEU TRATAMENTO

SEÇÃO A

EFEITOS IMEDIATOS DA PRÓPRIA DOENÇA NEOPLÁSICA

1 TUMORES DO SISTEMA NERVOSO CENTRAL (SNC)

1. NOÇÕES GERAIS

As alterações endocrinológicas encontradas nos pacientes em idade pediátrica portadores de neoplasia podem decorrer da própria patologia, do seu tratamento ou de ambos.

1.1. Alterações da própria patologia

A. TUMORES DO SNC		
1. Não funcionantes/alterações pela localização		
Pituitária	*Haste da pituitária*	*Hipotálamo/pineal*
Craniofaringeoma	Histiocitose Germinomas LLA Linfomas	Craniofaringeoma Germinoma Astrocitoma Glioma Hamartoma
★ Deficiências múltiplas, ★ diabetes *insipidus*, ★ puberdade precoce		
★ Síndrome diencefálica		
2. Funcionantes		
↑ GH ↑ Prolactina ↑ ACTH ↑ TSH Coriocarcinoma da pineal β-HCG (LH-símile)		
★ Gigantismo, ★ hipogonadismo, ★ síndrome de Cushing, ★ hipertireoidismo, ★ pseudopuberdade precoce		

Lesões não tumorais do SNC

* Cistos da bolsa de Rathke
Lesões císticas benignas
Alterações hormonais pela localização
* Deficiência de GH, * diabetes *insipidus*, * hiperprolactinemia
* Puberdade precoce, * retardo puberal
* Insuficiência adrenal central
* Hipotireoidismo central

B. TUMORES DA ADRENAL

Cortical	Medular
* Virilizantes * Cushing * Mistos	Feocromocitoma

C. TUMORES DAS GÔNADAS

1. Tumores germinativos da granulosa dos ovários
2. Tumores das células de Leydig
* Pseudopuberdade precoce
3. Teratoma benigno do ovário
* Virilização
4. Gonadoblastomas

D. CARCINOMAS/ADENOMAS DAS PARATIREOIDES

* MEN 1A, * MEN 2A
↑ PTH
* Hiperparatireoidismo

Fontes
1. Urban MD, Lee PA, Plotnick LP, Migeon CJ. The diagnosis of Leydig cell tumors in childhood. Am J Dis Child. 1978;132(5):494-497. doi.org/10.1001/archpedi.1978.02120300054011.
2. Perilongo G, Rigon F, Murgia A. Oncologic causes of precocious puberty. Ped Hematol Oncol. 1989;6(4):331-340. doi.org/10.3109/08880018909034304.
3. Rivarola MA, Mendilaharzu H, Warman M, Belgorosky A, Iorcansky S, Castellano M et al. Endocrine disorders in 66 suprasellar and pineal tumors of patients with prepubertal and pubertal ages. Horm Res. 1992;37(1-2):1-6. doi.org/10.1159/000182272.
4. Sani I, Albanese A. Endocrine long-term follow-up of children with neurofibromatosis type 1 and optic pathway glioma. Horm Res Paediatr. 2017;87(3):179-188. doi.org/10.1159/000458525.
5. Fleming NA, de Nanassy J, Lawrence S, Black AY. Juvenile granulosa and theca cell tumor of the ovary as a rare cause of precocious puberty: case report and review of literature. J Pediatr Adolesc Gynecol. 2010;23(4):e127-e131. doi.org/10.1016/j.jpag.2010.01.003.
6. Katavetin P, Cheunsuchon P, Grant E, Boepple PA, Hedley-Whyte ET, Misra M et al. Rathke's cleft cysts in children and adolescents: association with female puberty. JPEM. 2010;23(11). doi.org/10.1515/jpem.2010.184.
7. Iannelli A, Martini C, Cosottini M, Castagna M, Bogazzi F, Muscatello L. Rathke's cleft cysts in children: clinical, diagnostic, and surgical features. Child's Nerv Sys. 2011;28(2):297-303. doi.org/10.1007/s00381-011-1626-3.

IMPORTANTE:

SINAIS E SINTOMAS COMUNS AOS TUMORES DO SNC

Cefaleia persistente, principalmente matinal, com náusea/vômitos (HIC)
Ataxia, tonturas, desmaios, **convulsões**
Alterações visuais por compressão do quiasma óptico (estrabismo, diplopia, proptose, papiledema, amaurose)
Paralisia de nervos cranianos, deficiências sensitivas e motoras
Retardo do desenvolvimento ou regressão
Obesidade
Rendimento escolar diminuído sem explicação
Alterações de personalidade
Retardo de crescimento, retardo/parada do desenvolvimento puberal
Aumento da circunferência craniana, abaulamento de fontanela, irritabilidade
Torcicolo
Diabetes *insipidus*

Histiocitose

Dor óssea localizada ou generalizada, **eczema** resistente ao tratamento, febre, perda de peso, retardo de crescimento, linfoadenomegalia, hepatoesplenomegalia, otorreia e **otite média, proptose, diabetes** *insipidus*

Síndrome diencefálica

Suspeitar em **criança < de 2 anos de idade com falta de ganho de peso**, com tecido celular subcutâneo extremamente escasso sem justificativa por falta de ingesta ou má absorção alimentar **e com velocidade de crescimento normal**
Nistagmo é sinal de lesão neurológica tumoral
⋆ **Astrocitoma do hipotálamo**

Diabetes *insipidus* "idiopático"

Espessamento da haste da pituitária
Não visualização do tumor no hipotálamo/pineal
Marcadores negativos
Não exclui o diagnóstico de germinoma
Acompanhar clinicamente e realizar **RNM a cada 3 meses** no primeiro ano e depois a cada 6 meses **durante 5 anos**
Haste normal = 3 mm
⋆ **Espessamento ≥ 7 mm: suspeitar de germinoma**
⋆ **Biópsia**
Pode apresentar infiltrado linfocitário, confundindo com hipofisite
Diagnóstico diferencial: na hipofisite, o volume da pituitária está diminuído; nos germinomas, aumentado

Fontes
1. Mootha SL, Barkovich AJ, Grumbach MM, Edwards MS, Gitelman SE, Kaplan SL et al. Idiopathic hypothalamic diabetes insipidus, pituitary stalk thickening, and the occult intracranial germinoma in children and adolescents. J Clin Endocrinol Metab. 1997;82(5):1362-1367. doi.org/10.1210/jcem.82.5.3955.
2. Ramelli GP, von der Weid N, Stanga Z, Mullis PE, Buergi U. Suprasellar germinomas in childhood and adolescence: diagnostic pitfalls. JPEM. 1998;11(6). doi.org/10.1515/jpem.1998.11.6.693.
3. Bettendorf M, Fehn M, Grulich-Henn J, Selle B, Darge K, Lüdecke DK et al. Lymphocytic hypophysitis with central diabetes insipidus and consequent panhypopituitarism preceding a multifocal, intracranial germinoma in a prepubertal girl. Eur J Pediatr. 1999;158(4):288-292. doi.org/10.1007/s004310051074.
4. Czernichow P, Garel C, Léger J. Thickened pituitary stalk on magnetic resonance imaging in children with central diabetes insipidus. Horm Res Paediatr. 2000;53(3):61-64. doi.org/10.1159/000023536.
5. Miller DT, Freedenberg D, Schorry E, Ullrich NJ, Viskochil, D, Korf BR. Health supervision for children with neurofibromatosis type 1. Pediatrics. 2019;e20190660. doi.org/10.1542/peds.2019-0660.

1.2. Diagnóstico clínico

1. ALTERAÇÕES ENDOCRINOLÓGICAS

Avaliar peso, estatura, IMC, PA, estádio puberal
Medir circunferência craniana

Fácies: Cushing, proptose, estrabismo
Crânio: abaulamento de fontanela, macrocefalia, pontos dolorosos
Olhos: equimose periorbitária, anisocoria, proptose

Pele

Acne
Estrias violáceas
Eczema
Manchas café com leite
Nódulos subcutâneos

Sinais de virilização

Voz grave
Hirsutismo
Hipertrofia muscular

F: Hipertrofia do clitóris	**M:** Aumento do pênis
Mamas	**Testículos**
Estádio para a idade Túrgidas, flácidas, galactorreia	Volume: normal, aumentado Consistência: normal, aumentada Assimetria, nódulos

Tecido celular subcutâneo

Aumentado em abdome
Obesidade centrípeta
Giba
Extremamente escasso

Atrofia muscular de extremidades
Abdome
Massas palpáveis
Hepatoesplenomegalia
Esqueleto
Dores à palpação
Escoliose
Palpação cervical e da tireoide
Aumento de volume, nódulos, linfonodos

2. ALTERAÇÕES NEUROLÓGICAS

Postura, contato social, cognição
Ataxia
Hemiparesias
Força muscular diminuída
Hiper-reflexia
Estrabismo
Diminuição da acuidade visual
Solicitar campimetria

1.3. Avaliação do perfil hormonal

PATOLOGIA	ESPECÍFICOS
Gigantismo	IGF1
GH basal e após GTT oral
Cushing	Cortisol salivar às 8h00
Cortisol urinário de 24 horas
Teste de inibição com dexametasona
ACTH
Puberdade precoce	LH/FSH
Testosterona (M) e E2 (F)
Alfafetoproteína, β-HCG

Retardo puberal Galactorreia	LH/FSH Prolactina Testosterona (M) e E2 (F)
Craniofaringeoma Cistos da bolsa de Rathke	IGF1, T4 livre, TSH, cortisol, ACTH, prolactina LH, FSH, testosterona, E2
Outros tumores do SNC	IGF1, T4 livre, TSH, cortisol, ACTH, prolactina LH, FSH, testosterona, E2 Alfafetoproteína, β-HCG
Tireoide	Calcitonina, CEA Cálcio, PTH T4 livre, T3, TSH Tireoglobulina, anticorpo antitireoglobulina
Adrenal	DHEA-sulfato Androstenediona, testosterona, 17-OH-P, cortisol, ACTH Aldosterona Metanefrinas plasmáticas
Ovário	E2, LH, FSH, inibina, AMH, CEA
Testículo	LH, FSH Testosterona, androstenediona, 17-OH-P Alfafetoproteína, β-HCG

1.4. Diagnóstico por imagem

Uma radiografia simples pode inicialmente orientar e agilizar o diagnóstico.

1. SNC - RADIOGRAFIA DE CRÂNIO		
Craniofaringeoma	**Hipertensão intracraniana**	**Histiocitose das células de Langerhans**
★ Alargamento da sela túrcica ★ Erosão das clinoides ★ Calcificações selares e suprasselares	★ Sinal da prata batida (impressões das circunvoluções cerebrais na calota craniana) ★ Disjunção de suturas	★ Lesões osteolíticas na calota craniana

TC axial:
★ Exame de emergência na suspeita de **hipertensão intracraniana**
Evidencia também calcificações
RNM:
Padrão ouro → importante para delimitar as estruturas comprometidas pelo tumor e planificar o tratamento

2. RADIOGRAFIA DE TÓRAX

Nódulos pulmonares	Alargamento do mediastino
★ Metástases de câncer papilífero	★ Linfoma de Hodgkin

A TC e a RNM são eletivas e necessárias para o diagnóstico e o tratamento

3. ULTRASSONOGRAFIA

Transabdominal	Bolsa escrotal	Cervical e tireoide
Tumores de ovário Complementar com **RNM**	Assimetria dos testículos Nódulos	**Bócio**, nódulos, **tireoide**, **linfonodos** cervicais

4. OUTROS EXAMES

Cintilografia de corpo inteiro

Estudos dinâmicos com radiofármacos

Indicados para detectar metástases

1.5. Patologias oncológicas não endocrinológicas que apresentam alterações hormonais

HIPERCALCEMIA (0,4 A 0,7%)

LLA LMA Linfomas	↑ reabsorção dos osteoclastos PTHrh
Meduloblastoma Hepatoblastoma Rabdomiossarcoma Sarcoma hepático	PTHrh
Disgerminoma de ovário	Secreção da 1,25(OH)2D
Neuroblastoma	Toxicidade do tratamento: ácido cis-retinoico

Tratamento

Hidratação e bifosfonatos
Efeito em 24 horas com nadir em 7 dias

Pamidronato

0,5 a 1,0 mg/kg IV em 4 a 6 horas
Resposta em 12 a 24 horas, com duração do efeito por 2 a 4 semanas

Fontes
1. Davies JH. Approach to the child with hypercalcaemia. Endocr Dev. 2015;101-118. doi.org/10.1159/000380998.
2. Shimonodan H, Nagayama J, Nagatoshi Y, Hatanaka M, Takada A, Iguchi H et al. Acute lymphocytic leukemia in adolescence with multiple osteolytic lesions and hypercalcemia mediated by lymphoblast-producing parathyroid hormone-related peptide: a case report and review of the literature. Pediatr Blood Cancer. 2005;45(3):333-339. doi.org/10.1002/pbc.20357.

2. CRANIOFARINGEOMAS

"An epithelial tumor developing in the sella turcica from fragments of undifferentiated epithelium developing from the craniopharyngeal duct." (DD Lewis, 1910)

DEFINIÇÃO

Tumores neuroectodérmicos não funcionantes

Remanescentes embrionários do ducto craniofaríngeo

Distribuição bimodal: 5 a 14 anos de idade com predomínio no sexo masculino
Segundo pico entre 40 e 60 anos de idade

São tumores benignos que ocasionam disfunções importantes em razão de sua localização

Fonte
1. Yachnis AT. Craniopharyngioma: embryology, pathology, and molecular aspects. In: Evans JJ, Kenning TJ (eds). Craniopharyngiomas. London: Academic Press, 2015. p.95-105. doi.org/10.1016/B978-0-12-416706-3.00004-0.

"The most forbidding of the intracranial tumors." (Harvey Cushing, 1932)

LOCALIZAÇÃO

Selar: 5 a 6%
Suprasselar: 20 a 41%
Selar/suprasselar: 53 a 75%

Tipo 1	Tipo 2	Tipo 3
★ Selar infradiafragmático ★ Pituitária está anterior ao tumor	★ Suprasselar ★ Infraquiasmáticos	★ Suprasselar ★ Acima do quiasma ★ Em relação aos corpos mamilares: A. Anterior B. Posterior → maiores sequelas

A localização orientará a estratégia cirúrgica

Lesões supraquiasmáticas são mais difíceis de tratar, ocasionando maiores morbidades neuroendócrinas e oftalmológicas

Localização tipo 3/B → grande incidência de obesidade hipotalâmica após a cirurgia

Fonte
1. Peris-Celda M, Valentine R, Pinheiro-Neto CD, Funaki T, Martins C, Wen HT et al. Craniopharyngiomas: anatomical considerations. In: Evans JJ, Kenning TJ (eds). Craniopharyngiomas. London: Academic Press, 2015. p.15-57. doi.org/10.1016/B978-0-12-416706-3.00002-7.

TIPOS HISTOLÓGICOS

Adamantinoma	Papilífero escamoso
> faixa pediátrica	> adultos
Sólido/cístico	Sólido
Calcificações	Menos calcificação
Nódulos de queratina	Menos queratina
Invade hipotálamo	Menos invasivo
Grande recorrência	Menor recorrência
Mutação do gene β-catenina (CTNNB1): 96%	**BRAF V600E: 95%**

* Podem ser sólidos/císticos ou mistos.
* O conteúdo cístico é espesso, semelhante a óleo de máquina, ricos em cristais de colesterina e queratina.
* Calcificações são frequentes.
* Podem ser encapsulados, delimitados ou invadirem o hipotálamo e o III ventrículo.

Comportamento muito variável em cada paciente.

Fontes
1. Brastianos PK, Taylor-Weiner A, Manley PE, Jones RT, Dias-Santagata D, Thorner AR et al. Exome sequencing identifies BRAF mutations in papillary craniopharyngiomas. Nat Genet. 2014;46(2):161. doi.org/10.1038/ng.2868.
2. Bogusz A, Müller HL. Childhood-onset craniopharyngioma: latest insights into pathology, diagnostics, treatment and follow-up. Expert Rev Neurother. 2018;18(10):793-806. doi.org/10.1080/14737175.2018.1528874.

SINTOMAS

Dependem da idade do paciente, do tamanho e da localização do tumor
O crescimento é lento e o diagnóstico geralmente é tardio (1 a 2 anos)
Tumores que comprometem o hipotálamo apresentam maiores alterações

Cefaleia com náuseas/vômitos

Alterações visuais (62 a 84%)
Podem passar despercebidas em crianças pequenas

Diabetes *insipidus* → enurese pode ser o primeiro sintoma (17 a 27%)

Retardo de crescimento (75%)
Retardo puberal, amenorreia, diminuição da libido (40%)
Cansaço, sonolência, diminuição do rendimento escolar (25%)
40 a 87% dos pacientes apresentam **pelo menos uma deficiência hormonal** ao diagnóstico

AVALIAÇÃO

1. Clínica

Peso, estatura, IMC, PA
Estádio puberal de Tanner
Avaliação oftalmológica com campimetria
Sintomas de alterações do hipotálamo (35%)
Hiperfagia
Alterações do sono
Adipsia
Controle da temperatura alterado
Aumento do peso
Alterações da memória e do comportamento afetivo, que aumentam em 65 a 80% após a cirurgia
Puberdade precoce, retardo puberal ou falta de progressão
Síndrome diencefálica (rara)

2. Laboratorial

IGF1
T4 livre, TSH
Cortisol, ACTH (8 horas)
Prolactina LH, FSH, E2, testosterona basal
Eletrólitos, glicemia
Balanço hídrico de 24 horas

Fontes
1. Hoffmann A, Gebhardt U, Sterkenburg AS, Warmuth-Metz M, Müller HL. Diencephalic syndrome in childhood craniopharyngioma - results of german multicenter studies on 485 long-term survivors of childhood craniopharyngioma. J Clin Endocrinol Metabol. 2014;99(11):3972-3977. doi.org/10.1210/jc.2014-1680.
2. Sergott RC. Neuro-ophthalmic manifestations of craniopharyngiomas. In: Evans JJ, Kenning TJ (eds). Craniopharyngiomas. London: Academic Press, 2015. p.121-133. doi.org/10.1016/B978-0-12-416706-3.00006-4.
3. Satyarthee GD, Chipde H. Diencephalic syndrome as presentation of giant childhood craniopharyngioma: management review. J Pediatr Neurosci. 2018;13(4):383. doi.org/10.4103/JPN.JPN_179_17.

DIAGNÓSTICO POR IMAGEM

RX de sela túrcica	TC axial	RNM do encéfalo
★ Alargamento da sela ★ Assoalho com duplo contorno ★ Erosão das clinoides ★ Calcificações (90%) selares/suprasselares	★ Padrão ouro na **hipertensão intracraniana** ★ Visualiza calcificações **Exame de urgência**	★ Padrão ouro para delimitar as áreas comprometidas (em T1 e T2)

Ao RX/à TC:
Ausência de calcificações. Diagnóstico diferencial com **cisto da bolsa de Rathke**

Padrão do craniofaringeoma: componente sólido/cístico + calcificações

Fonte
1. Curran JG, O'Connor E. Imaging of craniopharyngioma. Child's Nerv Syst. 2005;21(8-9):635-639. doi.org/10.1007/s00381-005-1245-y.

TRATAMENTO

Reposições hormonais antes da cirurgia

★ **Hipotireoidismo central:** levotiroxina sódica
★ **Insuficiência adrenal central:** acetato hidrocortisona → deve ser feita a reposição da hidrocortisona durante a cirurgia e no pós-operatório
★ **Importante:** a reposição do glicocorticoide deve ser feita antes da levotiroxina para evitar crise adrenal
★ **Diabetes *insipidus*:** DDAVP

Fonte
1. Inder WJ, Hunt PJ. Glucocorticoid replacement in pituitary surgery: guidelines for perioperative assessment and management. J Clin Endocrinol Metabol. 2002;87(6):2745-2750. doi.org/10.1210/jcem.87.6.8547.

2.1. Cirurgia

2.1.1. Cirurgia de emergência

1. CIRURGIA DE EMERGÊNCIA

★ Hipertensão intracraniana e/ou perda visual

★ Hidrocefalia por invasão do III ventrículo e obliteração do forame de Monro

Indicação: descompressão do cisto colocando cateter com reservatório de Ommaya para futuras aspirações necessárias

Fonte
1. Müller HL. The diagnosis and treatment of craniopharyngiomas. Neuroendocrinol. 2020;110:753-766. doi.org/10.1159/000504512.

2.1.2. Cirurgia programada

"The tumors are difficult, dangerous and at times impossible of complete extirpation." (Walter Dandy, 1945)

AVALIAÇÃO DE RISCOS DA CIRURGIA PROGRAMADA	
Bom prognóstico	**Pior prognóstico**
Volume < 2 a 4 cm	★ Volume > 4 cm ★ Retroquiasmático ★ Invasão do III ventrículo
Sem hidrocefalia	★ Hidrocefalia
Sem síndrome hipotalâmica	★ Síndrome hipotalâmica
★ O objetivo da cirurgia é **preservar ao máximo** ★ **o hipotálamo, o quiasma e os nervos ópticos** Minimizar os efeitos negativos que poderão comprometer a qualidade de vida	
Tumores com grande extensão ao hipotálamo A experiência mostrou que ressecções parciais complementadas com radioterapia produzem menos sequelas e melhor qualidade de vida, não havendo diferença na sobrevida e nas recorrências quando comparadas a ressecções totais	

"The anatomical structures that come in relation to the operative field are many and of great importance." (AE Halstead, 1902)

PLANEJAMENTO DA CIRURGIA		
Extensão da cirurgia de acordo com os exames de imagem pela RNM		
Graus de comprometimento do hipotálamo		
Grau 0	*Grau 1*	*Grau 2*
★ Sem invasão	★ Lesão do hipotálamo anterior	★ Lesão do hipotálamo anterior e posterior ★ Envolvendo os corpos mamilares
★ Ressecção total	★ Tentar ressecção total ★ Não sendo possível, deve-se complementar com radioterapia	★ Ressecção subtotal preservando o hipotálamo + ★ Radioterapia
Ressecção parcial		
Inclui fenestração ou aspiração do cisto e colocação de cateter com reservatório de Ommaya **Tumor residual para indicar radioterapia: 0,5 cm**		

Radioterapia

* Radioterapia por feixes de próton é a mais indicada
* Vantagem de menor irradiação aos tecidos adjacentes: vias ópticas, hipotálamo, pituitária, lobos temporais e círculo de Willis
* Menor toxicidade

Dose total média: 55,6 Gy
Após 5 anos: 91% sem progressão da doença

Reclassificar após a cirurgia e a radioterapia
Controle por RNM a cada 3 a 6 meses durante 5 anos

* **A cirurgia pode ser mais agressiva,** em caso de:
* Pan-hipopituitarismo pré-cirúrgico
* Não comprometimento do hipotálamo

Fontes
1. Puget S, Garnett M, Wray A, Grill J, Habrand JL, Bodaert N et al. Pediatric craniopharyngiomas: classification and treatment according to the degree of hypothalamic involvement. J Neurosurg Ped. 2007;106(1):3-12. doi.org/10.3171/ped.2007.106.1.3.
2. Barkhoudarian G, Laws ER. Craniopharyngioma: history. Pituitary. 2013;16(1):1-8. doi.org/10.1007/s11102-012-0402-z.
3. Müller HL. Craniopharyngioma. Endocr Rev. 2014;35(3):513-543. doi.org/10.1210/er.2013-1115.
4. Bradley JA, Indelicato DJ. The role of proton therapy in the treatment of craniopharyngioma. In: Evans JJ, Kenning TJ (eds). Craniopharyngiomas. London: Academic Press, 2015. p.347-364. doi.org/10.1016/B978-0-12-416706-3.00022-2.
5. Thompson D, Aquilina K. Surgical approaches: Ommaya reservoir for cystic craniopharyngiomas. In: Evans JJ, Kenning TJ (eds). Craniopharyngiomas. London: Academic Press, 2015. p.259-270. doi.org/10.1016/B978-0-12-416706-3.00016-7.

2.2. Qual a melhor abordagem?

TIPOS DE ABORDAGEM CIRÚRGICA

Craniotomia: pterional, subfrontal, transventricular orbitozigomática	Endoscopia endonasal transesfenoidal
* Tumores supradiafragmáticos * Talo da pituitária * Com extensão para o infundíbulo * Tumores com extensão ao III ventrículo * Inserir cateter no cisto para futuras aspirações se a ressecção for incompleta	* Primeira escolha para localização infradiafragmática com aumento da sela * Crianças > 3 anos * Tumores supradiafragmáticos: maiores sequelas com esta técnica

Endoscopia

Nas hidrocefalias por obstrução do forame de Monro

Fontes
1. Balogun JA, Rutka JT. Surgery of craniopharyngiomas in children. In: Evans JJ, Kenning TJ (eds). Craniopharyngiomas. London: Academic Press, 2015. p.459-477. doi10.1016/B978-0-12-416706-3.00028-3.
2. Dlouhy BJ, Teo C. Supraorbital eyebrow approach for craniopharyngiomas. In: Evans JJ, Kenning TJ (eds). Craniopharyngiomas. London: Academic Press, 2015. p.207-218. doi.org/10.1016/B978-0-12-416706-3.00012-X.
3. Kenning TJ, Evans JJ. Endoscopic resection of craniopharyngiomas. In: Evans JJ, Kenning TJ (eds). Craniopharyngiomas. London: Academic Press, 2015. p.155-163. doi.org/10.1016/B978-0-12-416706-3.00008-8.
4. Müller HL, Merchant TE, Warmuth-Metz M, Martinez-Barbera JP, Puget S. Craniopharyngioma. Nat Rev Dis Primers. 2019;5:75. doi.org/10.1038/s41572-019-0125-9.

DIVISÃO DAS REGIÕES INTRA E SUPRASSELAR PARA A ABORDAGEM CIRÚRGICA		
Região 1	Região 2	Região 3
★ Limitada ao diafragma	★ Entre o quiasma óptico e os corpos mamilares	★ Acima do quiasma e (1) **anterior** ou (2) **posterior** aos corpos mamilares
Transesfenoidal	Craniotomia	Craniotomia

Fontes
1. Flitsch J, Müller HL, Burkhardt T. Surgical strategies in childhood craniopharyngioma. Front Endocrinol. 2011;2:96. doi.org/10.3389/fendo.2011.00096.
2. Bi WL, Laws Jr ER, Dunn IF. The microscopic transsphenoidal approach for craniopharyngiomas. In: Evans JJ, Kenning TJ (eds). Craniopharyngiomas. London: Academic Press, 2015. p.165-181. doi.org/10.1016/B978-0-12-416706-3.00009-X.

2.3. Recorrência

RESSECÇÃO TOTAL	RESSECÇÃO PARCIAL
Tumores pequenos sem invasão de estruturas 20 a 36% de recorrência	Com radioterapia: 5%
Recorrência é maior em idades < 5 anos ao diagnóstico	

RADIOTERAPIA	
Convencional externa	Próton-terapia
Dose: 54 Gy fracionados 95% livre de doença após 10 anos **Maiores sequelas**	Após 10 anos: 72% de sobrevida Vantagem de **menos sequelas**, principalmente cognitivas
Monitorar volume do cisto durante o tratamento → pode haver aumento do componente cístico	
Efeito colateral: vasculopatia → **síndrome de Moyamoya**	

Fonte
1. Bradley JA, Indelicato DJ. The role of proton therapy in the treatment of craniopharyngioma. In: Evans JJ, Kenning TJ (eds). Craniopharyngiomas. London: Academic Press, 2015. p.347-364. doi.org/10.1016/B978-0-12-416706-3.00022-2.

TUMORES RECORRENTES
Nova abordagem cirúrgica **Outros tratamentos:** 1. **Instilação de bleomicina no cisto:** ação esclerosante Vazamento do cisto pode produzir efeitos neurotóxicos 2. **Interferon α:** boa resposta, mas com recorrência necessitando de cirurgia
Tratamento com inibidores da via MAPK/ERK *Checkpoints* inibidores PD-L1 estão sendo estudados para futuro tratamento: **trametinibe**

2.4. Complicações após o tratamento

Grande comprometimento da qualidade de vida quanto maior for a lesão do hipotálamo.

PAN-HIPOPITUITARISMO
Diminuição da acuidade visual/**amaurose**
Obesidade hipotalâmica por lesões do hipotálamo posterior (insensibilidade à leptina endógena) Difícil tratamento
Síndrome metabólica
Doença cardiovascular
Apneia do sono
Diabetes *insipidus*
Adipsia
Alterações cognitivas e psicológicas Autoestima baixa
Sobrevida
Aos 5 anos, é de 83 a 96% 65 a 100% aos 10 anos e, em média, 62% aos 20 anos de idade Geralmente, as causas de óbito são insuficiência respiratória e infecções
Tumores intraventriculares têm grande morbidade
Tumores < 3 cm ao diagnóstico têm melhor prognóstico
Ressecções parciais com radioterapia oferecem melhor prognóstico
IMPORTANTE:

O craniofaringeoma é uma doença crônica com seguimento periódico *per* vida
Necessita de atendimento multidisciplinar para assistência completa

Fontes
1. Roth C, Wilken B, Hanefeld F, Schröter W, Leonhardt U. Hyperphagia in children with craniopharyngioma is associated with hyperleptinaemia and a failure in the downregulation of appetite. Eur J Endocrinol. 1998;138(1):89-91. doi.org/10.1530/eje.0.1380089.
2. Kothandapani JS, Ehtisham S, Ikazoboh EC, Hayward R, Clayton PE. The neuroendocrine sequelae of paediatric craniopharyngioma: a 40-year meta-data analysis of 185 cases from three UK centres. Eur J Endocrinol. 2017;176(3):359-369. doi.org/10.1530/eje-16-0812.

3. PROLACTINOMAS

DEFINIÇÃO

Tumores da pituitária secretores de prolactina

2% dos tumores do SNC na idade pediátrica

Microadenomas	Macroadenomas
100 a 200 ng/mL Volume < 10 mm	> 200 ng/mL Volume 10 a 40 mm Gigantes > 40 mm
Mais comum no **sexo F**	Mais comum no **sexo M**

Geralmente ocorrem na **idade puberal**

Macroadenomas podem invadir região suprasselar

Os valores da prolactina correlacionam-se positivamente com o volume do tumor

Pode ser a primeira manifestação da síndrome endócrina múltipla MEN1

SINTOMAS

- **Hipogonadismo**
- **Amenorreia primária ou secundária**
- **Galactorreia**
- **Ginecomastia**

- **Alterações visuais**: sintoma mais frequente nos macroadenomas
- **Cefaleia**
- Retardo/parada do desenvolvimento puberal
- Retardo de crescimento
- Telarca precoce
- Aumento de peso
- Diminuição da libido/ejaculação
- Osteoporose

- Hipopituitarismo secundário: **macroadenomas que invadem espaço suprasselar: deficiência de GH e de ACTH**

Fonte
1. Colao A, Loche S. Prolactinomas in children and adolescents. In: Loche S, Ghizzoni L, Maghnie M, Savage MO (eds). Pediatric neuroendocrinology. v.17. Basel: Karger Publishers, 2010. p.146-159. doi.org/10.1159/000262536.

DIAGNÓSTICO

Clínico

Peso, estatura, IMC, SC, PA

Estadiamento puberal de Tanner

Galactorreia: pode ocorrer na ausência de ginecomastia

Solicitar avaliação oftalmológica

Perfil hormonal
Prolactina
LH, FSH, E2, testosterona total
GH
Cortisol, ACTH
T4 livre, TSH

IMPORTANTE:

Prolactina → coleta deve ser feita **após 30 a 60 minutos de repouso**
★ Duas amostras

Imagem: RNM

TRATAMENTO

1. Agonistas dopaminérgicos

Primeira opção de tratamento, se visão normal e sem hidrocefalia

Bromocriptina	*Cabergolina*
2,5 a 20 mg/dia, VO	0,5 a 3,5 mg/semana ÷ em duas vezes, VO
Se não responder, mudar para cabergolina	Monitorar valvulopatia (regurgitação da tricúspide) Doses de 1 a 2 mg/semana, não necessário

Efeitos colaterais: náuseas, vômitos, hipotensão, tonturas

Monitorar:

Níveis de prolactina:
Após 15 dias e, depois, a cada 3 a 6 meses
RNM após 3 meses e, depois, a cada 6 meses, dependendo da evolução

Respostas

★ Diminuição dos níveis de prolactina se observa em **1 a 2 semanas**
★ Diminuição de volume do tumor após 1 ano: 85% dos microprolactinomas e 25% dos macroprolactinomas
★ **Considerar resistência ao tratamento se houver diminuição do tumor < 50% do volume inicial após 3 meses de tratamento**

Apoplexia da pituitária é rara, mas pode ocorrer durante o tratamento

Critérios para suspender o tratamento:
* Após 2 anos de tratamento
* Níveis normais de prolactina
* RNM sem visualização do tumor

2. Cirurgia

Via transesfenoidal/endoscópica
Indicações:
* Perda da visão - hidrocefalia
* Resistência aos agonistas/com alterações da visão

3. Radioterapia

Terceira opção → se não houver resposta aos tratamentos anteriores

Fontes
1. Guaraldi F, Storr HL, Ghizzoni L, Ghigo E, Savage MO. Paediatric pituitary adenomas: a decade of change. Horm Res Paediatr. 2014;81(3):145-155. doi.org/10.1159/000357673.
2. Auriemma RS, Pivonello R, Ferreri L, Priscitelli P, Colao A. Cabergoline use for pituitary tumors and valvular disorders. Endocrinol Metabol Clin N Am. 2015;44(1):89-97. doi.org/10.1016/j.ecl.2014.10.007.

4. DOENÇA/SÍNDROME DE CUSHING

DEFINIÇÃO

Hipercortisolismo por produção endógena de glicocorticoide

ETIOLOGIA

A. Tumores dependentes do ACTH

Pituitária - doença de Cushing	Tumores ectópicos (< 1%)
* Adenomas secretores de ACTH Idade > 5 anos 50 a 75%	* Tumores carcinoides: brônquios, timo, pâncreas * Tumores medulares da tireoide * Carcinoma de células pequenas do pulmão * Feocromocitomas * Tumores neuroendócrinos gástricos e do pâncreas

* Síndrome de McCune-Albright
Mutação do gene GNAS1 com ativação da proteína Gsa

B. Tumores independentes do ACTH

1. Adenocarcinomas e adenomas das adrenais (15%)

1/3 dos tumores adrenais
70% de malignidade

2. Doença nodular primária pigmentada da adrenal (PPNAD)

Associada ao complexo de Carney
Mutação do gene PRKAR1A, que codifica a regulação da subunidade alfa da proteinoquinase (PKA)
Síndrome de alterações endócrinas múltiplas e mixoma com lentiginose
Adrenais com múltiplos nódulos pigmentados e atrofia da cortical
A secreção do cortisol pode ser **periódica ou cíclica**

3. Síndrome de McCune-Albright

Hiperplasia macronodular bilateral

DIAGNÓSTICO CLÍNICO: SINAIS E SINTOMAS

Fácies: "lua cheia", plectórica

Ganho de peso com parada do crescimento é a curva característica

Cefaleia, hipertensão arterial

Obesidade centrípeta

"Giba"

Hipotrofia muscular de extremidades

Pele
Acne
Estrias de coloração violácea-escura em abdome e extremidades
Telangiectasias

Hirsutismo

Amenorreia, retardo puberal

Alterações de humor: irritabilidade, depressão, diminuição do rendimento escolar

Ações do glicocorticoide diminuindo o crescimento linear:
★ **Na placa de crescimento**, alterando o equilíbrio da diferenciação dos condrócitos, proliferação, apoptose e vascularização
★ **Inibindo a secreção do GH e das gonadotrofinas**

Pacientes com doença de Cushing geralmente apresentam fácies pletórica e sintomas mais graves que os tumores de origem adrenal, sendo comum a presença de fraturas de vértebras

Fontes
1. Cushing H. The basophil adenomas of the pituitary body and their clinical manifestations (pituitary basophilism). Bull Johns Hopkin Hosp. 1932:137-195.
2. Güemes M, Murray PG, Brain CE, Spoudeas HA, Peters CJ, Hindmarsh PC et al. Management of Cushing syndrome in children and adolescents: experience of a single tertiary centre. Eur J Pediatr. 2016;175(7):967-976. doi.org/10.1007/s00431-016-2727.
3. Minnetti M, Caiulo S, Ferrigno R, Baldini-Ferroli B, Bottaro G, Gianfrilli D et al. Abnormal linear growth in paediatric adrenal diseases: pathogenesis, prevalence and management. Clin Endocrinol. 2019;92(2):98-108. doi.org/10.1111/cen.14131.

DIAGNÓSTICO BIOQUÍMICO

Dosagem do cortisol

1. **Urina de 24 horas**: 3 coleções consecutivas (corrigir por superfície corporal)
2. **Cortisol sérico às 23h00**, após cateter de permanência IV para evitar estresse (melhor cortisol salivar)

Screening

Dexametasona: 1 mg VO às 23h00
No dia seguinte, coletar cortisol sérico às 8h00
Valor < 1,8 ug/dL exclui o diagnóstico

★ Cortisol às 23h00 > 4,4 ug/dL: realizar teste de supressão
★ Supressão > 20% diferencia etiologia central da adrenal

Testes

Supressão com dexametasona

Para diferenciar secreção central da ectópica

Liddle
Dia 1: coletar cortisol basal às 8h00. Administrar dexametasona VO: 120 ug/kg (máx. 8 mg) às 23h00
Dia 2: coletar nova amostra de cortisol às 8h00
20% de supressão em relação ao basal: ★ diferencia hipercortisolismo central das adrenais

ACTH ≥ 29 pg/mL às 8h00
★ Inibido nos tumores adrenais

Suspeita de hiperplasia nodular
Sem diagnóstico por imagem
Não supressão no teste clássico

Liddle test com dose baixa de dexametasona

30 ug/kg/dose (máx. 0,5 mg/dose) VO a cada 6 horas, totalizando 8 doses
Seguido por 120 ug/kg/dose (máx. 2 mg/dose) VO a cada 6 horas, no total de 8 doses
Há um estímulo paradoxal para a secreção do cortisol

Teste de estímulo com CRH 1 ug/kg IV (100 ug)

Diferenciar ACTH central do ectópico e/ou alteração adrenal

1. Etiologia central

Aumento
1. Aos 15 a 30 minutos: **ACTH acima de 35% do valor basal**
2. Aos 30 a 45 minutos: **cortisol em 20% do basal**

2. Ectopia

Falta de resposta

Valores normais do cortisol

Urina de 24 horas UFC/m²	Cortisol salivar às 23h00
< 198,7 nmol/m²/dia (72 µg/m²/dia)	< 7,5 nmol/L (0,27 µg/dL)

Fonte
1. Gafni RI, Papanicolaou DA, Nieman LK. Nighttime salivary cortisol measurement as a simple, noninvasive, outpatient screening test for Cushing's syndrome in children and adolescents. J Pediatr. 2000;137(1):30-35. doi.org/10.1067/mpd.2000.106226.

DIAGNÓSTICO POR IMAGEM

RNM da sela túrcica com contraste gadolínio: **T1 e T2**
Com FLAIR
A maioria dos adenomas é < 5 mm e de difícil visualização

18FDGPET para detectar pequenos adenomas

TC e RNM das adrenais

RNM cervical, de tórax, abdome e pelve: tumores ectópicos

Idade óssea: atrasada

LOCALIZAÇÃO DO TUMOR INCONCLUSIVA

★ **Cateterização bilateral do seio cavernoso inferior**

★ **Medida simultânea do ACTH em veia periférica e do seio petroso**
Basal e 3-5-10 minutos após a administração do CRH 1 ug/kg IV (100 ug)
Nos **adenomas centrais**, há um gradiente > 3
Lateral > 1,4
Ectopia: não há gradiente

Fontes
1. Savage MO, Lienhardt A, Lebrethon MC, Johnston LB, Huebner A, Grossman AB et al. Cushing's disease in childhood: presentation, investigation, treatment and long-term outcome. Horm Res Paediatr. 2001;55(1):24-30. doi.org/10.1159/000063459.
2. Guaraldi F, Storr HL, Ghizzoni L, Ghigo E, Savage MO. Paediatric pituitary adenomas: a decade of change. Horm Res Paediatr. 2014;81(3):145-155. doi.org/10.1159/000357673.

TRATAMENTO

Cirurgia por via transesfenoidal

Sucesso em > 90% dos casos com cirurgiões experientes
Difícil nos macroadenomas ou invasão do seio cavernoso

Radioterapia

Se não houve boa resposta à cirurgia: doses de 45 a 50 Gy fracionadas em 6 doses
Boa resposta livre de doença em 90% dos pacientes após 2 anos

Adrenalectomia total bilateral

* Casos extremos, em que a cirurgia e a radioterapia não deram resultados
* Tumores ectópicos
* Tumores não localizados
* Tumores nodulares das adrenais

COMPLICAÇÕES DO TRATAMENTO

Diabetes *insipidus*
SIADH

Hipotireoidismo central, deficiência de GH, hipogonadismo
Hemorragia, infecção
Apoplexia da pituitária

SEGUIMENTO

* **Pan-hipopituitarismo** é frequente após a cirurgia e a radioterapia
Avaliar a função da pituitária

* **Manter glicocorticoterapia**: 10 a 15 mg/m^2/dia e monitorar o cortisol
* A recuperação do eixo geralmente tarda de 12 a 15 meses
* Aumento em < 6 meses pode significar recidiva
* Aumentar glicocorticoterapia em situações de estresse

Adrenalectomia bilateral
* Reposição *per* vida de glicocorticoide e
* Mineralocorticoide: Florinef® (fludrocortisona) 0,1 a 0,2 mg/dia VO

Sintomas que podem persistir após o tratamento:
* Resistência à insulina, gordura abdominal, disfunção cardiovascular
* Alterações emocionais e cognitivas

* A maioria das crianças não recupera o crescimento, apresentando estatura final menor que a esperada
* Maior prejuízo se apresentar deficiência do GH após a cirurgia/radioterapia
* Reposição do hormônio de crescimento é importante
* Hipotireoidismo central: reposição de levotiroxina é necessária

Fontes
1. Savage MO, Lebrethon MC, Blair JC, Ho JTF, Johnston LB, Lienhardt A et al. Growth abnormalities associated with adrenal disorders and their management. Horm Res Paediatr. 2001;56(1):19-23. doi.org/10.1159/000048129.
2. Arnaldi G, Angeli A, Atkinson AB, Bertagna X, Cavagnini F, Chrousos GP et al. Diagnosis and complications of cushing's syndrome: a consensus statement. J Clin Endocrinol Metabol. 2003;88(12):5593-5602. doi.org/10.1210/jc.2003-030871.
3. Stratakis CA. Cushing syndrome in pediatrics. Endocrinol Metabol Clin N Am. 2012;41(4):793-803. doi.org/10.1016/j.ecl.2012.08.002.

2 CISTOS DE RATHKE

DEFINIÇÃO

Lesões císticas benignas derivadas da bolsa de Rathke e localizadas nas regiões selar/suprasselar

Geralmente são assintomáticos, não necessitando de tratamento
Mais frequentes em adultos do sexo feminino

Fontes
1. Trifanescu R, Ansorge O, Wass JAH, Grossman AB, Karavitaki N. Rathke's cleft cysts. Clin Endocrinol. 2012;76(2):151-160. doi.org/10.1111/j.1365-2265.2011.04235.x.

LOCALIZAÇÃO

Região selar/suprasselar (16-97%)
Raramente só suprasselar

A maioria situa-se na *pars* **intermédia**, entre os dois lobos da pituitária (87%), diferindo dos adenomas mais laterais (74%)

CONTEÚDO DO CISTO

Consistência mucoide (51 a 70%), contendo proteína e colesterol, ou gelatinoso (10%)

Pode também ser oleoso ou com líquido de aspecto similar ao liquor

Coloração amarelada

DIAGNÓSTICO DIFERENCIAL

* Craniofaringeoma
Geralmente é sólido cístico, raramente é apenas cístico
* O revestimento do cisto de Rathke é de epitélio de células cuboides e ciliado, e a β-catenina é negativa

Volume muito menor: 5 a 10 mm

Os cistos de Rathke podem coexistir com prolactinomas e adenomas produtores de GH e de ACTH

SINTOMAS

Volumes de 5 a 10 mm geralmente são assintomáticos
Aumento do volume do cisto, causando compressão das estruturas adjacentes, causa os sintomas
Podem simular apoplexia da pituitária

Cefaleia, alterações visuais, disfunções hormonais

Cefaleia (60%) está relacionada ao conteúdo mucoso do cisto e/ou por inflamação crônica da parede do cisto. Não tem correlação com o volume do cisto
Em 40% dos casos, é o único sintoma
Geralmente é frontal bilateral, não pulsátil, intermitente, dor retro-orbitária, mas pode ser generalizada

Alterações visuais (75%) relacionadas ao volume do cisto

Disfunção hormonal por inflamação da parede do cisto
Galactorreia, retardo puberal, parada do desenvolvimento puberal, puberdade precoce, diabetes *insipidus*, deficiência de GH/TSH e de ACTH

O tempo de evolução desde os primeiros sintomas até o diagnóstico pode ser de 9 a 24 meses

Fonte
1. Cohan P, Foulad A, Esposito F, Martin NA, Kelly DF. Symptomatic Rathke's cleft cysts: a report of 24 cases. J Endocrinol Invest. 2004;27(10):943-948. doi.org/10.1007/BF03347537.

AVALIAÇÃO

1. Clínica

Peso, estatura, IMC, PA, estádio puberal de Tanner

Sinais de hipotireoidismo, deficiência de GH, galactorreia, ginecomastia, puberdade precoce, atraso puberal

Balanço hídrico de 24 horas

Avaliação oftalmológica e campimetria

2. Laboratorial

IGF1, prolactina, LH, FSH, E2, testosterona, T4 livre, TSH, cortisol, ACTH

Eletrólitos, glicose, hemograma

DIAGNÓSTICO POR IMAGEM

1. TC axial

Lesão homogênea com densidade baixa ou discretamente hiperdensa em relação ao parênquima cerebral com ou sem realce, que é anular ou capsular

2. RNM padrão ouro

Aspecto esférico/ovoide, bem circunscrito
Localizado na *pars* intermédia
Podendo haver protrusão
Tamanho de 10 a 20 mm (5 a 50 mm)

A pituitária pode estar deslocada, ficando geralmente abaixo ou ao redor, dando o aspecto de um "ovo no copo"

Lesões bem demarcadas, podendo haver realce da parede fina do cisto dado por inflamação **ou** pelo deslocamento da borda da pituitária

Os sinais em T1 e T2 dependem do conteúdo do cisto

T1 e T2 hiperintensos = sangue

T1 hipointenso e T2 hiperintenso = líquido similar ao liquor

T1 hiperintenso e T2 isointenso = muco

Sinal hiperintenso em T2 é descrito em 70% dos pacientes

Nódulos pequenos intracísticos podem ser encontrados (17 a 77%), representando concentrações de proteína com sinal de hipointensidade em T2 e alta em T1 em comparação com o líquido ao redor
Não dão realce e são **característicos do cisto de Rathke**

Sinais mistos sugerem apoplexia

3. Idade óssea

Inicial e para seguimento

DIAGNÓSTICO DIFERENCIAL POR IMAGEM			
RNM			
Rathke	*Aracnoide*	*Epidermoide*	*Dermoide*
5 a 10 mm Linha média Conteúdo mucinoso Gelatinoso	15 a 20% dos cistos Conteúdo similar ao liquor 1. Congênito 2. Pós-traumático	Células epiteliais do neuroectoderma com cápsula perolada Debris e conteúdo de colesterol e queratina Superfície única lobular semelhante à couve-flor	Conteúdo é de material mole, derivado da descamação da queratina da sua membrana epitelial, material sebáceo e anexos dérmicos Presença de folículos pilosos e sebáceos os diferenciam dos epidermoides
T1 Hipointenso Proteína T1 Hiperintenso Liquor similar	T1 Hipointenso	T1 Hipointenso	T1 Hiperintenso
T2 Hipointenso Proteínas + nódulos com colesterol T2 Hiperintenso Se houver complicações, massa selar com anel de realce	T2 Hiperintenso Sem realce por contraste Sem calcificações Perto da sela túrcica 1. Intrasselar com extensão suprasselar: desloca o talo posteriormente 2. Suprasselar puxa o assoalho do III ventrículo para cima e o talo para frente	T2 Hiperintenso	T2 Hipointenso

Craniofaringeoma

Forma lobulada
Maior volume
Localização superior
Características sólidas e císticas
Realce reticular da porção sólida
Calcificações frequentes
Compressão do III ventrículo

Fontes
1. Gatto F, Perez-Rivas LG, Olarescu NC, Khandeva P, Chachlaki K, Trivellin G; ENEA Young Researchers Committee. Diagnosis and treatment of parasellar lesions. Neuroendocrinol. 2020;110:728-739. doi.org/10.1159/000506905.
2. Güneş A, Güneş SÖ. The neuroimaging features of Rathke's cleft cysts in children with endocrine-related diseases. Diagn Interv Radiol. 2020;26(1):61. doi.org/10.5152/dir.2019.19352.

TRATAMENTO

Assintomáticos	Sintomáticos
Observação	*Cirúrgico*
★ Podem regredir espontaneamente	★ Drenagem do cisto/ressecção da cápsula Via transesfenoidal endonasal/sublabial Endoscopia transesfenoidal

★ Os que se apresentam com apoplexia da pituitária → **cirurgia transesfenoidal se houver alterações visuais/alterações endócrinas**
★ Cefaleia isolada sem alterações visualizadas em T2 → tratamento conservador

Complicações da cirurgia

Fístula liquórica > 25%
Diabetes *insipidus* transitório (> 67%) ou permanente (> 20%)
Disfunções hormonais
Sinusite
Hiponatremia
Infecção (12%) mais comum: *Staphylococcus epidermidis*

Podem ocorrer relapsos: a maioria entre 5 e 6 anos

Seguimento

Clínico e RNM anualmente durante 5 anos

Fonte
1. Kanter AS, Sansur CA, John Jr A, Edward Jr R. Rathke's cleft cysts. In: Laws ER Jr, Sheehan JP (eds). Pituitary surgery – a modern approach. Front Horm Res. 2006;34:127-157. doi.org/10.1159/000091579.

3 TUMORES DAS ADRENAIS

1. CORTICAL

DEFINIÇÃO

Tumores da cortical das adrenais
A maioria é funcionante e carcinoma

INCIDÊNCIA

Idade: maior entre 0 e 4 anos e menor na adolescência

Sexo: feminino tem maior incidência em ≤ 3 anos e ≥ 13 anos (6,2:1)

Localização: unilaterais, predomínio na suprarrenal **esquerda**
Raramente pode ocorrer **neuroblastoma na suprarrenal contralateral**

Mutações genéticas: TP53/Wnt/IGF2
Há também formas esporádicas

Nas regiões sul/sudeste do Brasil, há incidência maior que em outros países (3,4 a 4,2 *versus* 0,3 por milhão, ou seja, 15 vezes maior que nos Estados Unidos), **em razão de mutações TP53 p.R337H encontradas em mais de 90% dos pacientes**

SÍNDROMES GENÉTICAS RELACIONADAS

TP53	β-catenina (Wnt)	IGF2
Síndrome de Li-Fraumeni	Polipose intestinal adenomatosa familiar	Síndrome de Beckwith-Wiedemann
17p13	5q12-22	11p15

Síndrome de Li-Fraumeni: amplo espectro de tumores
SNC (carcinoma do plexo coroide, meduloblastoma, glioma), osteossarcomas, câncer de mama, tumores de pele, pulmão, linfomas, gastrintestinais, renais, de tireoide e neuroblastoma

Síndrome de Beckwith-Wiedemann
* Macrossomia, macroglossia, onfalocele, hemi-hiperplasia, hipoglicemia neonatal
* Tumor de Wilms, hepatoblastoma, displasia da medular renal, visceromegalia, fenda palatina
* Malformações da orelha, *diastasis recti*, cardiopatia

Fontes
1. Weksberg R, Shuman C, Beckwith JB. Beckwith-Wiedemann syndrome. Eur J Hum Genet. 2010;18(1):8-14. doi.org/10.1038/ejhg.2009.106.
2. Fassnacht M, Libé R, Kroiss M, Allolio B. Adrenocortical carcinoma: a clinician's update. Nat Rev Endocrinol. 2011;7(6):323-335. doi.org/10.1038/nrendo.2010.235.

AVALIAÇÃO CLÍNICA

Virilização	Cushing
* Hirsutismo * Hipertrofia muscular * Acne * Seborreia * Voz grossa * Pilosidade corporal ↑ * Pilosidade púbica presente * Aumento do pênis * Testículos infantis (volume < 4 mL) * Hipertrofia do clitóris * Hipertensão arterial (alguns) * Aumento da velocidade de crescimento * Avanço da idade óssea	* Fácies de "lua cheia" e pletórica * "Giba" * Acne * Hirsutismo * Obesidade centrípeta * Hipotrofia muscular * Estrias de cor vinho em abdome, tórax e extremidades * Diminuição da velocidade de crescimento * Hipertensão arterial * Convulsões por crise hipertensiva

Em 80% dos pacientes, os tumores são mistos

Geralmente, os tumores secretores de cortisol (15 a 40%) são volumosos (> 10 cm) e mais frequentes na adolescência

Adenomas podem secretar apenas cortisol

EXAMES DE LABORATÓRIO

Avaliação hormonal	Eletrólitos/glicose
★ 17-OH-progesterona ★ DHEA ★ DHEA-sulfato ↑ (90% dos casos) ★ Testosterona total e livre ★ Androstenediona ★ Cortisol ★ ACTH ★ Estrógenos ★ Progesterona ★ Desoxicorticosterona ★ Corticosterona ★ Aldosterona ★ Atividade da renina	★ Na ★ K ★ Hipopotassemia (efeito glicocorticoide) ★ Hipernatremia (↑ atividade mineralocorticoide) ★ Glicemia

DIAGNÓSTICO POR IMAGEM

★ O melhor método de imagem para localizar o tumor e definir suas dimensões é a **RNM**
★ TC do tórax e cintilografia óssea são importantes para o diagnóstico de metástases

AVALIAÇÃO GENÉTICA

★ **Investigação familiar para detectar mutações do p53**
★ **Síndrome de Li-Fraumeni é frequente**

Fontes
1. Sandrini R, Ribeiro RC, DeLacerda L. Childhood adrenocortical tumors. J Clin Endocrinol Metabol. 1997 Jul 1;82(7):2027-2031.
2. Michalkiewicz E, Sandrini R, Figueiredo B, Miranda EC, Caran E, Oliveira-Filho AG et al. Clinical and outcome characteristics of children with adrenocortical tumors: a report from the International Pediatric Adrenocortical Tumor Registry. J Clin Oncol. 2004 Mar 1;22(5):838-845.
3. Pinto EM, Zambetti GP, Rodriguez-Galindo C. Pediatric adrenocortical tumours. Best Pract Res Cl En. 2020;34(3):101448. doi.org/10.1016/j.beem.2020.101448.

ESTADIAMENTO

	Sandrini	IPACTR
I	Tumor totalmente ressecado Volume < 200 g Ausência de metástases Valores hormonais normais após a cirurgia	Tumor totalmente ressecado Volume < 200 g Ausência de metástases
II	Tumor residual microscópico Tumor > 200 cm Ruptura do tumor na cirurgia Valores hormonais alterados após a cirurgia	Tumor completamente ressecado com margens negativas Tumor > 200 g Ausência de metástases

III	Tumor residual (restos) Tumor inoperável	Tumor residual (restos) ou microscópico Tumor inoperável
IV	Metástases distantes	Metástases hematogênicas ao diagnóstico

Fontes
1. Sandrini R, Ribeiro RC, DeLacerda L. Childhood adrenocortical tumors. J Clin Endocrinol Metabol. 1997 Jul 1;82(7):2027-2031.
2. International Pediatric Adrenocortical Tumor Registry (IPACTR).

CRITÉRIOS DE MALIGNIDADE

Wieneke	Weiss
Peso > 400 g	Alto grau nuclear
Tamanho > 10,5 cm	> 5 mitoses/50 campos

Invasão
    Órgãos adjacentes
    Periadrenal
	Mitoses anômalas

Invasão da veia cava	< 25% de células claras
Invasão venosa	> 33% de arquitetura difusa
Invasão da cápsula	Necrose
Presença de necrose	Invasão venosa
> 15 mitoses/campo	Invasão de sinusoide
Presença de mitoses atípicas	Invasão da cápsula

Fonte
1. Chatterjee G, DasGupta S, Mukherjee G, Sengupta M, Roy P, Arun I et al. Usefulness of Wieneke criteria in assessing morphologic characteristics of adrenocortical tumors in children. Pediatr Surg Int. 2015 Jun 1;31(6):563-571. doi.org/10.1007/s00383-015-3708-x.

TRATAMENTO

Cirúrgico

Laparotomia tradicional aberta
Tumor é friável, podendo haver ruptura da cápsula (20%)

Quimioterapia

Etoposide, cisplatina, doxorrubicina
Estádios II, III e IV
Obedecendo o protocolo ARAR0332 do Children's Oncology Group

Mitotane: adjuvante da quimioterapia
Pode ser usado como primeiro tratamento nos casos inoperáveis

MITOTANE

1. Doses utilizadas

Doses iniciais	Doses terapêuticas
1 a 2 g/m²/dia ↑ 1 a 2 g a cada 1 a 2 semanas Até **4 g/m²/dia (dose máxima)**	**Platô após 8 semanas** **Concentração**: 40% (cérebro, fígado, tecidos adiposo e adrenal) 60% excretado pelas fezes

Dose efetiva: > 14 mcg/mL

Monitorar a cada 4 a 8 semanas até alcançar níveis de **10 a 14 mg/L** e, **depois**, a cada 3 meses
Reduzir a dose em 2/3, se houver sinais de toxicidade
Após a suspensão, a liberação é lenta e o efeito pode persistir durante meses

2. Efeitos colaterais

Doses de 2 g: ★ Gastrintestinal: vômitos, diarreia, dores abdominais

Doses mais altas:
* ★ Alterações do SNC: irritabilidade, sonolência, letargia, vertigem, ataxia, depressão, convulsões
* ★ Alterações visuais: visão borrada, diplopia, opacidade de lentes
* ★ Ginecomastia/telarca
* ★ Alteração da função da tireoide: monitorar T4 livre e TSH
* ★ Geniturinárias: hematúria, albuminúria, cistite hemorrágica
* ★ Cardiovascular: hipertensão arterial, hipotensão ortostática
* ★ Hematológicas: leucopenia, plaquetopenia, diminuição dos glóbulos vermelhos
* ★ Diminuição do ácido fólico e de vitamina B12

3. Controles durante o tratamento

Clínico	Eletrólitos/glicose	Função hepática	Lipidograma (vitaminas)	Tireoide	Gônadas
★ Sinais/sintomas de insuficiência adrenal ★ PA ↓	Na K Glicemia	BT/frações TGO/TGP GGT	HDL/LDL Vitamina B12 Ácido fólico	T4 livre TSH	Testosterona total/livre SHBG Cistos de ovário

Hemograma

★ *Reposições hormonais*

Glicocorticoide: doses fisiológicas ao iniciar o tratamento (15 mg/m²/dia) VO
Aumentar progressivamente
Mitotane inativa 50% da hidrocortisona recebida
Com doses de mitotane de 4 a 6 g, administrar 50 a 75 mg de acetato de hidrocortisona

Em situações de estresse, seguir protocolo indicado
Mineralocorticoide: se houver hiponatremia, administrar Florinef® (fludrocortisona) 0,05 a 0,2 mg/dia VO
Levotiroxina: hipotireoidismo
Testosterona: se valores estiverem diminuídos
Considerar também **reposição de vitamina B12 e ácido fólico,** se necessário

O tratamento oncológico obedece ao protocolo dos tumores adrenais, com avaliações clínica, bioquímica, hormonais e de imagens

Fonte
1. Children's Oncology Group. ARAR0332. Treatment of adrenocortical tumors with surgery plus lymph node dissection and multiagent chemotherapy: a groupwide phase III study. 2010. Disponível em: <https://clinicaltrials.gov/ClinicalTrials.gov>. Identifier:NCT00304070.

PROGNÓSTICO

Sobrevida após 5 anos: 80%
< 3 anos ao diagnóstico
Tumores < 200 g
Ausência de metástases ao diagnóstico
Tumores virilizantes simples têm melhor prognóstico que os secretores de cortisol

Fontes
1. Greig F, Oberfield SE, Levine LS, Ghavimi F, Pang S, New MI. Recovery of adrenal function after treatment of adrenocortical carcinoma with o, p'-DDD. Clin. 1984 Apr;20(4):389-399. doi.org/10.1111/j.1365-2265.1984.tb03434.x.
2. Kasperlik-Zaluska AA. Clinical results of the use of mitotane for adrenocortical carcinoma. Braz J Med Biol Res. 2000 Oct;33(10):1191-1196.
3. Hescot S, Amazit L, Lhomme M, Travers S, DuBow A, Battini S et al. Identifying mitotane-induced mitochondria-associated membranes dysfunctions: metabolomic and lipidomic approaches. Oncotarget. 2017 Dec 15;8(66):109924-109940. doi.org/10.18632/oncotarget.18968.
4. Megerle F, Kroiss M, Hahner S, Fassnacht M. Advanced adrenocortical carcinoma - what to do when first-line therapy fails? Exp Clin Endocrinol Diabetes. 2019;127(2-03):109-116. doi.org/10.1055/a-0715-1946.
5. Puglisi S, Calabrese A, Basile V, Pia A, Reimondo G, Perotti P et al. New perspectives for mitotane treatment of adrenocortical carcinoma. Best Pract Res Clin Endocrinol Metabol. 2020;34(3):101415. doi.org/10.1016/j.beem.2020.101415.
6. Bedrose S, Daher M, Altameemi L, Habra MA. Adjuvant therapy in adrenocortical carcinoma: reflections and future directions. Cancers (Basel). 2020;12(2):508. doi.org/10.3390/cancers12020508.

2. TUMORES DA MEDULAR DAS ADRENAIS

2.1. Feocromocitoma/paraganglioma

DEFINIÇÃO

Tumores secretores de norepinefrina, epinefrina e dopamina
Derivados das células cromoafins da crista neural
Feocromocitomas: medular das adrenais
Paragangliomas: extra-adrenais

CLASSIFICAÇÃO DA OMS PELA LOCALIZAÇÃO

Medula da adrenal	Extra-adrenais
Feocromocitomas 80 a 85%	Paragangliomas * **Simpáticos**: tórax, abdome, pelve * **Parassimpáticos**: cabeça, pescoço 15 a 20%
* Epinefrina * Norepinefrina	* Dopamina * Norepinefrina * Não secretores: parassimpáticos

20% dos feocromocitomas ocorrem em idade pediátrica
30 a 40% apresentam mutação da linha germinativa responsável pelo tumor
São responsáveis por **0,5 a 2% das hipertensões arteriais na idade pediátrica**
Devem ser realizados testes genéticos

Conceito de malignidade: * Presença de tecido cromoafim
Em local não usual: * **Fígado, osso, linfonodos**
Incidência: 26 a 35% nos hereditários e 9% nas formas esporádicas

INCIDÊNCIA

< 10 anos	≥ 10 anos
> Sexo masculino	Igual nos dois sexos

TIPOS DE SECREÇÃO

Epinefrina	Norepinefrina	Dopamina/metoxitiramina
* Feocromocitomas esporádicos Feocromocitomas familiares * RET * NF1	* Paragangliomas esporádicos ou familiares * VHL * SDHx	* SDHx

A conversão **da norepinefrina** → **epinefrina**
Depende da **enzima PNMT** (feniletanolamina n-metiltransferase): **presente somente nas adrenais**

SINTOMAS CLÍNICOS

Dependem de:
* **Tipo de catecolamina secretada**
* **Sensibilidade individual**
* **Padrão de secreção do tumor**

* Hipertensão arterial mantida (93%), podendo haver picos paroxísticos (63%)
* Cefaleia (95%)
* Sudorese (90%)
* Alterações visuais (retinite hipertensiva) (80%)
* Alterações neurológicas: convulsão (cefaleia hipertensiva) (65%)
* Taquicardia, arritmias (35%)
* Palidez
* Náusea
* Alterações do comportamento
* Perda de peso (na minoria, 15%)

* Os sintomas podem ocorrer **durante a diurese nos tumores localizados na parede vesical**

* Os secretores de dopamina geralmente são assintomáticos

* **Norepinefrina**: hipertensão arterial, cefaleia, sudorese
* **Epinefrina**: palpitações, ansiedade, hiperglicemia, tontura

* **Paragangliomas cervicais são não funcionantes**
* **Efeitos de massa**: disfagia, rouquidão, alterações auditivas, dor

Fonte
1. Barontini M, Levin G, Sanso G. Characteristics of pheochromocytoma in a 4 to 20-year-old population. Ann New York Acad Sci. 2006;1073(1):30-37. doi.org/10.1196/annals.1353.003.

2.2. Síndromes associadas aos feocromocitomas/paragangliomas

1. SÍNDROME ENDÓCRINA MÚLTIPLA TIPO 2 (MEN2)

Feocromocitoma em > 50% dos pacientes

Alteração do RET

MEN 2A	MEN 2B
IC: 5 a 8 anos	IC: 12 anos
* Carcinoma medular da tireoide (nódulo em tireoide)	* Carcinoma medular da tireoide * Hiperparatireoidismo * Múltiplos neuromas: língua, lábios * Amiloidose cutânea liquenoide * *Habitus* marfanoide
* **Feocromocitoma: 10 a 30%**	* **Feocromocitoma bilateral: 50 a 80%**
* Produção de epinefrina e norepinefrina * Podem secretar apenas epinefrina	
* Na avaliação, dosar também calcitonina e cálcio sérico **95 a 100% apresentam câncer medular da tireoide** Diagnóstico simultâneo em 1/3 dos pacientes	

* **Estudo genético:** PCR para estudo da sequência dos éxons 8, 10, 11 e 13-16 do gene RET
* História familiar: 25 a 50%
* **Herança autossômica dominante**

2. NEUROFIBROMATOSE TIPO 1

Feocromocitoma: > 50%

Gene NF1

* Manchas café com leite
* Neurofibromas
* Nódulos de Lisch (hamartomas da íris)
* Malformações esqueléticas
* Macrocefalia
* Gliomas de vias ópticas e do SNC
* Tumores do estroma gastrintestinal
* Deficiência cognitiva

* **Feocromocitoma em 4% na idade pediátrica**
* Produz norepinefrina e epinefrina
* Múltiplos tumores: 25 a 50%
* **Herança autossômica dominante**
* História familiar: 10 a 24%

3. VON HIPPEL-LINDAU SUBTIPO 2

Feocromocitoma em > 50%

Gene VHL

Tipo 2a	Tipo 2b	Tipo 2c
* Hemangioblastoma de retina e de SNC * Tumores do saco endolinfático * Cistoadenomas do epidídimo 6 a 49% na idade pediátrica	* Hemangioblastoma de retina e de SNC * Carcinoma renal * Cistos renais * Cistos e tumores do pâncreas * Tumores do saco endolinfático * Cistoadenomas do epidídimo	* Hemangioblastoma de SNC

* Feocromocitoma pode ser a primeira manifestação da síndrome
* **Pode manifestar-se aos 2 a 5 anos de idade**
* **Herança autossômica dominante**
* História familiar: 25 a 50%

* **Geralmente são múltiplos (> 50%), bilaterais e extra-adrenais (10 a 24%)**

* Podem ser assintomáticos e normotensos em 30% dos pacientes

* Secretores de norepinefrina em 98% e de epinefrina em 1,5%
* Não expressam a enzima feniletanolamina n-metiltransferase (PNMT)
* Realizar também oftalmoscopia

Fonte
1. Barontini M, Dahia PL. VHL disease. Best Pract Res Clin Endocrinol Metabol. 2010;24(3):401-413. doi.org/10.1016/j.beem.2010.01.002d.

4. SÍNDROMES ASSOCIADAS A MUTAÇÕES DA SUCCINATO DE-HIDROGENASE (SDHX)

* Herança autossômica dominante com penetração variável

PGL1	PGL2	PGL3	PGL4/PGL5
SDHD	SDHF2	SDHC	SDHA SDHB
IC: 5 anos	IC: 15 anos	IC: 12 anos	IC: SDHA: 8 anos IC: SDHB: 6 anos
* Paragangliomas Cabeça e pescoço > 50%	* Paragangliomas Cabeça e pescoço > 50%	* Paragangliomas Cabeça e pescoço > 50%	* Paragangliomas Cabeça e pescoço 25 a 50%
* Tumores extra-adrenais (10 a 24%) * Estroma gastrintestinal * Carcinoma papilar da tireoide (raro) * Múltiplos tumores (> 50%)	* Múltiplos tumores (> 50%)	Tumores extra-adrenais (25 a 50%) * Estroma gastrintestinal * Múltiplos tumores (10 a 24%)	* Tumores extra-adrenais (25 a 50%) * Estroma gastrintestinal * Carcinoma renal
Feocromocitoma: 10 a 24% História familiar: 25 a 50%	Feocromocitoma: 1 a 9% História familiar: > 50%	Feocromocitoma: 1 a 9% História familiar: 10 a 24%	**Feocromocitoma: 25 a 50%** História familiar: PGL4: 10 a 24% PGL5: 1 a 9%

Malignidade maior

* Nos portadores da forma **SDHB**
* Com risco adicional se a **localização for torácica**: 13 a 23%
* **Tumores > 6 cm**

Diagnóstico genético pode ser feito para determinar a mutação SDHB: coloração fraca ou ausente indica presença de mutação
* *Screening*: **6 a 8 anos**

Fonte
1. Neumann HPH, Young Jr WF, Eng C. Pheochromocytoma and paraganglioma. N Engl J Med. 2019;381:552-565. doi.org/10.1056/NEJMra1806651.

2.3. Diagnóstico

DIAGNÓSTICO BIOQUÍMICO

Norepinefrina converte-se em epinefrina (enzima PNMT) e em normetanefrina (COMT)

Metanefrinas plasmáticas livres

Normetanefrina	Metanefrina
Valor: > 2,19 nmol/L Normal: 0,10 a 0,61 nmol/L (18 a 112 ng/L)	Valor: > 1,20 nmol/L Normal: 0,06 a 0,31 nmol/L (12 a 61 ng/L)

Valores 4 vezes maiores que o normal sugerem o diagnóstico
Grande especificidade: resultado negativo praticamente exclui o diagnóstico

Adrenais: 90% de metanefrina 40% de normetanefrina 7% de norepinefrina	**Nervos simpáticos:** 93% de norepinefrina

Tumores que secretam somente metanefrina geralmente são das adrenais

Crianças apresentam normalmente maior concentração de epinefrina e metanefrina

Metanefrinas urinárias fracionadas

Realizar, se não houver disponibilidade para dosar metanefrinas plasmáticas

Valores normais

Normetanefrina: 0,65 a 2,46 umol/dia (119 a 451 ug/dia)
Metanefrina: 0,22 a 1,43 umol/dia (44 a 261 ug/dia)

Dosar o cálcio sérico: hipercalcemia sugere MEN 2B

IMPORTANTE:

Solicitar **calcitonina** para diagnosticar carcinoma medular da tireoide

OBS.:

★ Tumores pequenos < 1 cm com pacientes assintomáticos e normotensos investigados por história familiar podem dar resultados negativos
★ Fazer seguimento e repetir os exames

Fontes
1. Raber W, Raffesberg W, Bischof M, Scheuba C, Niederle B, Gasic S et al. Diagnostic efficacy of unconjugated plasma metanephrines for the detection of pheochromocytoma. Arch Intern Med. 2000;160(19):2957-2963. doi.org/10.1001/archinte.160.19.2957.
2. Lenders JW, Pacak K, Walther MM, Linehan WM, Mannelli M, Friberg P et al. Biochemical diagnosis of pheochromocytoma: which test is best? Jama. 2002;287(11):1427-1434. doi.org/10.1001/jama.287.11.1427.
3. Eisenhofer G, Lenders JW, Pacak K. Biochemical diagnosis of pheochromocytoma. In: Lehnert H (ed). Pheochromocytoma. Pathophysiology and clinical management. Front Horm Res. Basel, Karger, 2004;31:76-106. doi.org/10.1159/000074659.

OUTROS EXAMES	
Metoxitiramina	**Cromogranina A (CgA)**
SDHB, SDHC, SDHD	SDHB e SDHD
★ Pacientes com metástases apresentam valores 4,7 vezes maiores ★ Valor normal: 0,03 ±0,03 nmol/L	★ Como complemento no diagnóstico ★ Marcador dos tumores neuroendócrinos ★ Valor de corte: 150 ug/L
★ **A cromogranina** é codificada pelo gene CHGA localizado no cromossomo 14q32.12 ★ **Presente nas vesículas das células neuroendócrinas, é armazenada e secretada com as catecolaminas** ★ Principal ação: regular a exocitose do cálcio ★ **Aumentada nos feocromocitomas/paragangliomas,** ★ **confirma o diagnóstico**	

Fonte
1. Bílek R, Vlček P, Šafařík L, Michalský D, Novák K, Dušková J et al. Chromogranin A in the laboratory diagnosis of pheochromocytoma and paraganglioma. Cancers. 2019;11:586. doi.org/10.3390/cancers11040586.

CUIDADOS PARA REALIZAR O EXAME E INTERPRETAR OS RESULTADOS DAS METANEFRINAS PLASMÁTICAS

Falso-positivos

★ **Medicações**: acetaminofeno, bloqueadores do canal de cálcio, betabloqueadores, antidepressivos tricíclicos, buspirona, anfetamina, efedrina, cafeína, nicotina, levodopa, alfa-metildopa

★ **Postura**: pacientes devem estar em posição supina e relaxados enquanto é feita a coleta do sangue para as dosagens
★ Coletar amostra após 20 minutos de instalado o acesso venoso
★ Exercício interfere
★ Norepinefrina aumenta em 300% na posição em pé

★ **Idade**: valores aumentam com a idade → **valores normais para adultos podem ser elevados para a faixa pediátrica**

OBS.:

Se houver pico hipertensivo importante, coletar amostra durante sua ocorrência

Falso-negativos

★ Tumores < 2 cm em pacientes assintomáticos
★ Tumores produtores de dopamina

2.4. Localização do tumor

A. POR IDADE CRONOLÓGICA

Localização	≤ 10 anos	> 10 anos
Adrenal bilateral	62%	29%
Adrenal unilateral	31%	51%
Extra-adrenais	7%	22%

★ Unilateral: após 3 a 5 anos, pode surgir tumor contralateral

★ Extra-adrenal → paraganglionar: **abdome, pelve, bexiga, tórax, órgão de Zuckerkandl**

Fonte
1. Barontini M, Levin G, Sanso G. Characteristics of pheochromocytoma in a 4-to 20-year-old population. Ann New York Acad Sci. 2006;1073(1):30-37. doi.org/10.1196/annals.1353.003.

B. POR PERFIL GENÉTICO

Feocromocitoma unilateral	SDHB, SDHD, VHL e RET
Feocromocitoma bilateral	SDHB, RET, VHL, NF1
Feocromocitoma com paraganglioma simpático	SDHB, SDHD, SDHC, VHL, RET
Feocromocitoma com paraganglioma na cabeça e pescoço	SDHD, SDHC, VHL

Fonte
1. Taieb D, Pacak K. Molecular imaging and theranostic approaches in pheochromocytoma and paraganglioma. Cell Tissue Res. 2018;372(2):393-401. doi.org/10.1007/s00441-018-2791-4.

2.5. Diagnóstico por imagem

1. ANATÔMICO

TC	RNM
Localização adrenal: ★ 2/3: tumores sólidos ★ Tamanhos de 1 a 2 cm podem ser visualizados ★ Lesões necróticas e císticas ★ Calcificações e hemorragia geralmente em tumores maiores	★ Sinal brilhante em T2 (alta vascularidade do tumor) ★ 30% demonstram moderada ou baixa intensidade em T2 ★ Apresentam avidez pelo contraste gadolínio ★ **Melhor que a TC e menor radiação**
Sensibilidade de 85 a 94% Com contraste: 98%	Indicada se TC não localizou o tumor

Localização extra-adrenal	Melhor em crianças por menor radiação
★ Veia cava inferior ★ Aorta abdominal ★ Órgão de Zuckerkandl ★ Gânglios simpáticos ★ Entre a artéria mesentérica inferior e a bifurcação da aorta ★ Mediastino ★ Bexiga	★ Injeção do contraste não estimula liberação das catecolaminas ★ Permite visualizar a relação do tumor com os vasos vizinhos
Sensibilidade: 90%	Sensibilidade: 93 a 100%

Ultrassonografia

Massas bem definidas ovaladas ou arredondadas com baixa ecogenicidade e consistência homogênea (se não houver necrose ou hemorragia)
Sensibilidade de 83 a 89%
Pode ser o primeiro exame para evitar a radiação

A **RNM é superior**

2. FUNCIONAL

Através de radiofármacos

Indicações: confirmar o diagnóstico, localizar tumores extra-adrenais e metástases

Metaiodobenzilguanidina (MIBG): 123I e 131I	18F-DOPA PET 18F-DA Se MIBG negativo	18F-FDG PET Se 18F-DA negativo
Sensibilidade: 83 a 100% Especificidade: 95 a 100%	Sensibilidade: 79% Especificidade: 95%	Sensibilidade: 80 a 100% Especificidade baixa

123I: Imagens de melhor qualidade que 131I
★ Menor radiação
★ Menor tempo entre a injeção e a imagem
★ Não necessita de SPECT (TC com emissão de fótons)

18F-DA
★ Superior ao 18F-DOPA porque é mais específico para o transportador da norepinefrina
★ Fornece melhor imagem, visualizando tumores adrenais, extra-adrenais e metástases
★ Acumula menor dose acumulativa de radiação que 131I MIBG
★ Realização imediata após a injeção do contraste
★ **Preserva a tireoide (> vantagem que a MIBG)**

INDICAÇÕES DE IMAGEM DE ACORDO COM O PADRÃO GENÉTICO

Radiofármacos	Padrão genético
MIBG	Desconhecido
18F-FDOPA	RET NF1 Paraganglioma
18F-DA	Metástases não SDHB
18F-FDG	VHL SDHx Metástases de SDHB
18F-FDG + 18F-FDOPA	Tumores extra-adrenais e metástases

Fontes
1. Taïeb D, Timmers HJ, Hindié E, Guillet BA, Neumann HP, Walz M et al. EANM 2012 guidelines for radionuclide imaging of phaeochromocytoma and paraganglioma. Eur J Nucl Med Mol Imaging. 2012;39(12):1977-1995. doi.org/10.1007/s00259-012-2215-8.
2. Taïeb D, Pacak K. Molecular imaging and theranostic approaches in pheochromocytoma and paraganglioma. Cell Tissue Res. 2018;372(2):393-401. doi.org/10.1007/s00441-018-2791-4.

PREPARO DO PACIENTE PARA OS EXAMES

Exame	Preparo
Metaiodobenzilguanidina (MIBG): 123I e 131I Estrutura semelhante à norepinefrina Mesmo transportador através da membrana celular	Iodeto de potássio VO: 130 mg/dia Equivalente a 100 mg de iodeto Um dia antes do exame e continuando por **4 dias se 123I** ou **7 dias se 131I**
18F-DOPA PET	Jejum de 4 horas Administração de **carbidopa** 200 mg, 1 hora antes da injeção, aumenta a captação pelo tumor
18F-FDG PET	Jejum de 4 horas

RESULTADOS DAS IMAGENS OBTIDAS

Metaiodobenzilguanidina (MIBG): 123I e 131I

* Imagem é obtida 24 a 48 horas após a administração IV do 123I
* **Resultado patológico**: captação da adrenal > que a do fígado, heterogênea e com adrenal aumentada na TC
* Captação extra-adrenal fora da distribuição fisiológica

18F-DOPA PET

* Feocromocitomas e paragangliomas captam rapidamente a 18F-DOPA
* Captação máxima aos 20 minutos após a injeção e valor máximo aos 132 minutos
* As adrenais normais não captam a 18F-DOPA

Captação patológica:
* Fora dos locais fisiológicos
* Captação adrenal assimétrica ou maior captação do que no fígado, com aumento da glândula
* 100% de captação pelos feocromocitomas
* Nos pacientes portadores de MEN2, pode detectar lesões residuais do carcinoma medular da tireoide

18F-FDG PET

Captação patológica:
* Qualquer captação focal extra-adrenal não fisiológica ou * captação adrenal mais intensa que a do fígado, com glândula aumentada de volume
* Pode detectar outros tumores: gastrintestinais, das células renais, pancreáticos, da pituitária e câncer medular da tireoide

Fonte
1. Taieb D, Timmers HJ, Hindié E, Guillet BA, Neumann HP, Walz M et al. EANM 2012 guidelines for radionuclide imaging of phaeochromocytoma and paraganglioma. Eur J Nucl Med Mol Imaging. 2012;39(12):1977-1995. doi.org/10.1007/s00259-012-2215-8.

VANTAGENS DAS IMAGENS FUNCIONAIS FARMACOLÓGICAS

1. Diagnosticam o feocromocitoma quando os resultados das metanefrinas são *borderline* na presença de massas adrenais indeterminadas pelos exames convencionais

2. Determinam a extensão locorregional do tumor

3. Identificam a multiplicidade do tumor especialmente nas formas hereditárias

4. Excluem metástases especialmente na presença de grandes tumores e pacientes com genótipos SDHA, SDHB, SDHD

5. Identificam o potencial do futuro comportamento agressivo do feocromocitoma

6. Detectam alvos moleculares terapêuticos

7. Permitem a oportunidade única de aumentar a caracterização do tumor em nível molecular, com classificação histológica de corpo inteiro em escala ao vivo

8. Radiofármacos foram introduzidos para diferentes vias funcionais e moleculares envolvidas na patogênese desses tumores (metabolismo do tumor, transportadores específicos/expressão do receptor), sendo, *in vivo*, biomarcadores únicos

9. A imagem molecular permite identificar 3 imagens de fenotipos metabólicos:
* metabolismo das catecolaminas, * receptores da somatostatina e * captação de glicose

Fonte
1. Ilias I, Pacak K. Current approaches and recommended algorithm for the diagnostic localization of pheochromocytoma. J Clin Endocrinol Metabol. 2004;89(2):479-491. doi.org/10.1210/jc.2003-031091.

2.6. Abordagem teranóstica

INTEGRAÇÃO DE MÉTODO QUE SERVE PARA DIAGNÓSTICO E TRATAMENTO		
1ª indicação	**Patologias**	**Localização**
18F-FDOPA	MEN2 NF1 VHL	Adrenal Adrenal/paraganglionar
68Ga-DOTATATE	SHDC, SDHB, SDHD	Adrenal/paraganglionar

Princípio: vetores moleculares (peptídeos) marcados com radionuclídeos (emissão gama ou pósitron), que servem para diagnóstico e tratamento

Exemplos: Iodo 123 (123I-MIBG) usado para imagem
Iodo 131 (131I-MIBG) usado para radioterapia

Nos pacientes com metástases, o **131I** promove alívio dos sintomas em 75% dos indivíduos e resposta radiológica parcial em 30%, com poucos efeitos colaterais

Fonte
1. Taïeb D, Pacak K. Molecular imaging and theranostic approaches in pheochromocytoma and paraganglioma. Cell Tissue Res. 2018;372(2):393-401. doi.org/10.1007/s00441-018-2791-4.

2.7. Tratamento

TRATAMENTO CIRÚRGICO	
Laparoscopia	**Cirurgia aberta**
Tumores < 6 cm	Tumores > 6 cm Metástases Tumores bilaterais

Tumores bilaterais: ideal deixar 1/3 de uma adrenal para prevenir a insuficiência adrenal crônica

Fonte
1. Lorenz K, Langer P, Niederle B, Alesina P, Holzer K, Nies C et al. Surgical therapy of adrenal tumors: guidelines from the German Association of Endocrine Surgeons (CAEK). Langenbeck's Arch Surg. 2019;404(4):385-401. doi.org/10.1007/s00423-019-01768-z.

Para a conduta pré e pós-cirúrgica, consulte o Capítulo 14 "Feocromocitomas/paragangliomas", da Parte 3 "Preparo pré-cirúrgico".

4 TUMORES DA TIREOIDE

O câncer da tireoide é o segundo tumor mais frequente na idade pediátrica

No Brasil, estudo realizado com *pool* de amostras de 2000 a 2013:
Incidência aumenta com a idade
Sexo feminino é predominante
Câncer papilífero é o mais comum
Região Sudeste (SP) com maior número de casos (entre 10 e 14 anos de idade)

TAXA DE INCIDÊNCIA/MILHÃO/IDADE

4,4: 10 a 14 anos
17,5: 15 a 19 anos
39,2: 20 a 24 anos
76,7: 25 a 29 anos

INCIDÊNCIA

Faixa etária: 10 a 14 anos: 9 vezes > 0 a 9 anos
Adultos jovens: 4 vezes > 0 a 14 anos

TAXA DE INCIDÊNCIA TOTAL

2000	2013
0 a 14 anos: 0,2	0 a 14 anos: 2,8
15 a 39 anos: 47,1	15 a 39 anos: 115,3

Embora não haja estudos de causa-efeito, é interessante observar que, no período de 2008 a 2018, houve aumento significativo da obesidade predominantemente nas adolescentes (3,4 → 7,3%)

Fonte
1. de Souza Reis R, Gatta G, de Camargo B. Thyroid carcinoma in children, adolescents, and young adults in Brazil: a report from 11 population-based cancer registries. PLoS ONE. 2020;15(5):e0232416. doi.org/10.1371/journal.pone.0232416.

1. CÂNCER PAPILÍFERO

Mais comum
Idade puberal mais frequente
Radiação em campo da tireoide aumenta a incidência

MUTAÇÕES BRAF/RET/PTC

BRAF: 40 a 45%	RET/PTC: 10 a 20%	RAS: 10 a 20%
Forma clássica e células altas	Forma clássica	Variante folicular
★ Extensão extratireoidiana ★ Estádio alto ao diagnóstico ★ Alta taxa de recorrência ★ Tendência à diferenciação	★ Idades mais jovens ★ Associada à radioterapia ★ Metástases a linfonodos ★ Estádio baixo ao diagnóstico	★ Encapsulado ★ Menos metástases nos linfonodos ★ Mais metástases a distância

BRAF/AKAP9 e RET/PTC
★ **Mutações encontradas em sobreviventes de Chernobyl**
Prevalência alta em quem desenvolveu câncer da tireoide
< 10 anos após a exposição
★ **Japão**: forte correlação da mutação RET/PTC com altas doses de radiação e correlação inversa com BRAF

Falta de exposição à radiação e câncer: poderia ser explicado por fragilidade cromossômica e mutagênese química: excesso de iodo na dieta, elementos químicos presentes em alta concentração na água de áreas vulcânicas (BRAF)

Fontes
1. Nikiforov YE, Nikiforova MN. Molecular genetics and diagnosis of thyroid cancer. Nat Rev Endocrinol. 2011;7(10):569-580. doi.org/10.1038/nrendo.2011.142.
2. Management guidelines for children with thyroid nodules and differentiated thyroid cancer. Pediatrics. 2018;142(6):e20183063. doi.org/10.1542/peds.2018-3063.
3. Lee YA, Bauer AJ. Thyroid cancer in children and adolescents. In: Luster M, Duntas L, Wartofsky L (eds). The thyroid and its diseases., Cham: Springer, 2019. p. 563-582. doi.org/10.1007/978-3-319-72102-6_37.

AVALIAÇÃO CLÍNICA

★ **Sintomas**: rouquidão, disfagia, emagrecimento
★ Aumento do volume cervical
★ Assimetria cervical
★ Nódulos na topografia da tireoide
★ Nódulos cervicais

> 70 a 80% dos pacientes apresentam metástases em linfonodo ao diagnóstico: central (nível VI) e lateral (níveis II,III,IV e V)

Nódulos ≥ 1 cm: altamente sugestivos de malignidade

Fonte
1. Gupta A, Ly S, Castroneves LA, Frates MC, Benson CB, Feldman HA et al. A standardized assessment of thyroid nodules in children confirms higher cancer prevalence than in adults. J Clin Endocrinol Metab. 2013;98(8):3238-3245. doi.org/10.1210/jc.2013-1796.

1.1. Diagnóstico

A. EXAMES

1. Bioquímicos

Tireoglobulina
Anticorpos antitireoglobulina/antiperoxidase
T3/T4 livre/TSH

2. De imagem

USG cervical e da tireoide

* **1. Nódulo sólido com Doppler positivo**
* Bordas irregulares
* Microcalcificações: * **solicitar PAAF**
* **2. Cisto coloide**: observar evolução
Linfonodos
* Perda do hilo
* Forma arredondada com regiões císticas e microcalcificações
* Fluxo sanguíneo periférico

Cintilografia de corpo inteiro

Para estadiamento

Fonte
1. Bauer AJ. Thyroid nodules and differentiated thyroid cancer. In: Szinnai G (ed). Paediatric thyroidology. Endocr Dev. Basel, Karger, 2014;26:183-201. doi.org/10.1159/000363164.

B. INDICAÇÕES DA PAAF

* **1. Características do nódulo na USG, e não do seu volume**
* **Pacientes irradiados: a indicação independe do volume do nódulo**
* **2. PAAF deve ser guiada pela USG**
* 3. Não necessária nos nódulos hiperfuncionantes porque serão removidos
* **4. Considerar que o câncer papilífero pode ser difuso e infiltrativo**
* 5. Lobectomia + istmectomia são indicadas se PAAF repetida for de diagnóstico indeterminado

Resultados

Classificação citológica de Bethesda

I	II	III	IV	V	VI
Insatisfatória	Benigno	Atipia (significado indeterminado)	Folicular ou suspeito de folicular	Suspeita de malignidade	Maligno

Fonte
1. Cibas ES, Ali SZ. The Bethesda system for reporting thyroid cytopathology. Am J Clini Pathol. 2009;132(5):658-665. doi.org/10.1309/AJCPPHLWMI3JV4LA.

1.2. Estadiamento

1. TUMOR PRIMÁRIO (T)

TX	T1	T2	T3
Não avaliado	T1a: ≤ 1 cm T1b: > 1 cm e ≤ 2 cm Limitado à tireoide	> 2 cm e ≤ 4 cm Limitado à tireoide	> 4 cm Limitado à tireoide **ou** mínima extensão

★ T4

★ T4a	★ T4b
Invasão Cápsula Tecidos moles adjacentes Traqueia Laringe Esôfago Nervo laríngeo recorrente	*Invasão* Fáscia pré-vertebral Carótida Vasos do mediastino

2. LINFONODOS

NX	N0
Não avaliados	Sem metástases

N1

★ N1a	★ N1b
Metástases em nível VI pré e paratraqueal/pré-laríngeo	Metástases unilateral, bilateral, contralateral I, II, III, IV ou V Retrofaríngeo/mediastino superior (nível VII)

3. METÁSTASES DISTANTES (M)

MX	M1	M2
Não avaliadas	Sem metástases	Com metástases

1.3. Riscos

AVALIAÇÃO DE RISCOS

Baixo	Intermediário	Alto
N0/NX	N1a extensa	**N1b** Extensa invasão regional
N1: Achados microscópicos em linfonodos cervicais	N1b mínima	Tumores T4

RISCOS INICIAIS/SEGUIMENTO

Baixo	Intermediário	Alto
Tireoglobulina T4 livre A cada 3 a 6 meses por 2 anos Depois, anualmente	**Tireoglobulina após estímulo com TSH e T4 livre** A cada 3 a 6 meses por 3 anos Depois, anualmente	**Tireoglobulina após estímulo com TSH e T4 livre** A cada 3 a 6meses por 3 anos Depois, anualmente
USG	*USG*	*USG*
6 meses após a cirurgia e anualmente por 5 anos	6 meses após a cirurgia e a cada 6 a 12 meses por 5 anos	6 meses após a cirurgia e a cada 6 a 12 meses por 5 anos

Cintilografia de corpo inteiro 123I
Pacientes que receberam radioiodoterapia: após 1 a 2 anos

Metas

TSH: 0,5 a 1,0 mUI/L	TSH: 0,1 a 0,5 mUI/L	TSH: < 0,1 mUI/L

1.4. Exames combinados

CITOLÓGICO E ANÁLISE MOLECULAR

* **Análise molecular** tem utilidade para os nódulos de **citologia indeterminada**
* **Nódulos positivos para mutações** indicam alto risco de câncer → **tireoidectomia total**

Nódulos negativos para mutação: repetir PAAF e realizar lobectomia para diagnóstico
Ou
Seguimento anual pode ser feito, particularmente naqueles pacientes **com citologia mostrando atipia de significado indeterminado/lesão folicular de significado indeterminado**

O teste molecular dos nódulos com citologia negativa para malignidade diminui a taxa de resultados citológicos falso-negativos

O teste molecular de amostras classificadas pela citologia como malignas pode identificar os tumores BRAF positivos que podem requerer cirurgias mais extensas do que os tumores BRAF negativos, embora a conduta cirúrgica para o tratamento do câncer da tireoide baseada no *status* mutacional ainda não tenha sido desenvolvida

Fonte
1. Nikiforov YE, Nikiforova MN. Molecular genetics and diagnosis of thyroid cancer. Nat Rev Endocrinol. 2011;7(10):569-580. doi.org/10.1038/nrendo.2011.142.

SEGUIMENTO DE PACIENTES QUE RECEBERAM RADIOTERAPIA NA TOPOGRAFIA DA TIREOIDE – TBI/131I-MIBG

Linfoma de Hodgkin
Meduloblastoma
Câncer de rinofaringe
LLA
Neuroblastoma

Maiores riscos
* Menor idade ao tratamento: IC < 10 anos
* Sexo feminino
* Tireoide diretamente no campo de radiação
* TBI
* Dose de radiação: ↑ até 30 Gy e diminuição dos riscos com doses > de 30 Gy
* **Rearranjos cromossômicos: RET/PTC e BRAF/AKAP** são fortemente relacionados com a radioterapia

Palpar a região cervical em cada avaliação clínica geral

Avaliar o perfil hormonal
A cada 6 meses: pacientes em crescimento
Depois: **anualmente**

Após 5 anos de terminada a radioterapia:
Solicitar USG da tireoide anualmente, mesmo com palpação negativa
USG é padrão ouro (a maioria dos nódulos não é palpável)

Após 8 anos: solicitar USG semestralmente

PAAF: indicada mesmo em nódulos < 1 cm

Seguimento é *per* vida

Fonte
1. Hess J, Schafernak K, Newbern D, Vern-Gross T, Foote J, Van Tassel D et al. Ultrasound is superior to palpation for thyroid cancer detection in high-risk childhood cancer and BMT survivors. Supportive Care Cancer. 2020;28(11):5117-5124. doi.org/10.1007/s00520-020-05340-0.

1.5. Tratamento

TIREOIDECTOMIA TOTAL	LOBECTOMIA
Presença de metástases regionais: esvaziamento cervical ★ Carcinoma papilífero ★ Carcinoma medular	PAAF: atipia indeterminada/folicular AP: Benigno: avaliar função da tireoide após 4 meses e fazer seguimento Maligno: completar cirurgia

★ 3 a 12 semanas após a cirurgia: realizar cintilografia de corpo inteiro com 123I ou 131I
★ TSH > 30 mUI/mL
★ Tireoglobulina e anticorpo antitireoglobulina estimulados

Resultados da cintilografia e indicação de radioiodoterapia (RAI)		
Paciente de baixo risco	*Paciente de alto risco*	*Paciente de baixo/alto risco*
Sem captação no leito	Captação no leito	Captação fora da tireoide: pulmões ou outros locais
Tg < 5 ng/mL Sem indicação de RAI	Tg < 5 ng/mL Tg > 5 ng/mL RAI	RAI

Durante o preparo para a radioiodoterapia e a suspensão da levotiroxina, monitorar a FC
Se houver bradicardia importante, administrar mínima dose de levotiroxina para minimizar o efeito e manter TSH > 30 mUI/mL

Fontes
1. Waguespack SG, Francis G. Initial management and follow-up of differentiated thyroid cancer in children. J Nat Compr Cancer Netw. 2010;8(11):1289-1300. doi: 10.6004/jnccn.2010.0095.
2. Bauer AJ. Thyroid nodules and differentiated thyroid cancer. In: Szinnai G (ed). Paediatric thyroidology. Endocr Dev. Basel, Karger, 2014;26:183-201. doi.org/10.1159/000363164.
3. Francis GL, Waguespack SG, Bauer AJ, Angelos P, Benvenga S, Cerutti JM et al. Management guidelines for children with thyroid nodules and differentiated thyroid cancer. Thyroid. 2015;25(7):716-759. doi.org/10.1089/thy.2014.0460.

2. CARCINOMA MEDULAR DA TIREOIDE

ESPORÁDICO	HEREDITÁRIO
Mutação do RET códon M918T em 50% Evolução agressiva	MEN 2A MEN 2B Carcinoma medular familiar (FMC) (Mutação do RET em 100%)
Idade: 30 a 40anos	< 5 anos
RET é um proto-oncogene localizado no cromossomo 10q11.2 Codifica um receptor de membrana da família da tirosina quinase	

MEN 2A	MEN 2B	FMC
Carcinoma medular da tireoide	Carcinoma medular da tireoide	Carcinoma medular familiar
Feocromocitoma Cushing Hiperparatireoidismo	Feocromocitoma	–

Fonte
1. Kouvaraki MA, Shapiro SE, Perrier ND, Cote GJ, Gagel RF, Hoff AO et al. RETProto-oncogene: a review and update of genotype-phenotype correlations in hereditary medullary thyroid cancer and associated endocrine tumors. Thyroid. 2005;15(6):531–544. doi.org/10.1089/thy.2005.15.531.

2.1. Diagnóstico

1. EXAMES BIOQUÍMICOS

Calcitonina sérica: geralmente > 500 pg/mL
CEA ↑
Cálcio sérico
Metanefrinas plasmáticas

2. IMAGEM

USG da tireoide e cervical
PAAF indicada se houver nódulos palpáveis ≥ 1 cm

Para detectar metástases:
TC: pulmão/linfonodos em mediastino
RNM: fígado
Cintilografia óssea: osso

3. PESQUISA DO RET

2.2. Tratamento

MUTAÇÕES DO RET

Indicação de tireoidectomia total e seguimento

MEN2A	MEN2A	MEN2B
ATA-MOD	ATA-H RET códon 634	ATA-HST RET códon 883/918
Se ↑ calcitonina	< 5 anos de idade	< 1 ano de idade
★ Dosar calcitonina a cada 6 meses por 1 ano, se normal Depois, anualmente ★ *Screening* para feocromocitoma a partir dos 16 anos	★ Exame clínico ★ USG da tireoide ★ Calcitonina e CEA a cada 6 meses por 1 ano Se normais, continuar com controle anual **Calcitonina < 150 pg/mL:** repetir após 3 meses ★ **Calcitonina ≥ 150 pg/mL:** buscar metástases: tratamento local ou sistêmico ★ *Screening* para feocromocitoma a partir dos 11 anos	

Reposição hormonal

★ Levotiroxina
TSH não necessita estar inibido
★ Cálcio e calcitriol, se necessário

Indicada tireoidectomia bilateral com esvaziamento cervical bilateral se calcitonina > 200 pg/mL

IMPORTANTE:

Dosar metanefrinas antes da cirurgia
Se diagnosticado feocromocitoma: realizar adrenalectomia antes da tireoidectomia

Pacientes com metástases: vandetanibe
Bom resultado clínico, mesmo com valores elevados permanentes da calcitonina
Dose: 67 a 100 mg/m^2/dia

Fontes
1. Massoll N, Mazzaferri EL. Diagnosis and management of medullary thyroid carcinoma. Clin Lab Med. 2004;24(1):49-83. doi:10.1016/j.cll.2004.01.006.
2. Skinner MA, Moley JA, Dilley WG, Owzar K, DeBenedetti MK, Wells SA. Prophylactic thyroidectomy in multiple endocrine neoplasia type 2A. N Engl J Med. 2005;353(11):1105-1113. doi.org/10.1056/nejmoa043999.
3. Wells SA, Asa SL, Dralle H, Elisei R, Evans DB, Gagel RF et al. Revised American Thyroid Association guidelines for the management of medullary thyroid carcinoma. Thyroid. 2015;25(6):567-610. doi.org/10.1089/thy.2014.0335.
4. Kraft IL, Akshintala S, Zhu Y, Lei H, Derse-Anthony C, Dombi E et al. Outcomes of children and adolescents with advanced hereditary medullary thyroid carcinoma treated with vandetanib. Clin Cancer Res. 2017;24(4):753-765. doi.org/10.1158/1078-0432.ccr-17-2101.

5 TUMORES DAS GÔNADAS COM SINTOMATOLOGIA ENDOCRINOLÓGICA

1. TUMORES DO OVÁRIO

CLASSIFICAÇÃO DOS TUMORES DO OVÁRIO		
Epiteliais	Germinativos	Do estroma do cordão sexual

Alterações endocrinológicas:
* Estroma do cordão sexual
* Disgerminomas: raramente

1.1. Tumores do estroma do cordão sexual

9 a 18% dos tumores dos ovários

SERTOLI-LEYDIG	GRANULOSA	COM TÚBULOS ANULARES
Adolescentes	Juvenil Pré-puberal	Adolescentes
Secretores de andrógenos	Secretores de estrógenos	↑ estrógenos Virilização

Fonte
1. Thebaud E, Orbach D, Faure-Conter C, Patte C, Hameury F, Kalfa N et al. Tumeurs des cordons sexuels de l'enfant et de l'adolescent : quelles spécificités? Bull Cancer. 2015;102(6):550. doi.org10.1016/J.Bulcan.2015.04.012.

ESTADIAMENTO – INTERNATIONAL FEDERATION OF GYNECOLOGY AND OBSTETRICS (FIGO)	
TI ou T1 **Tumor limitado aos ovários**	
IA ou T1a	*IIB ou T1b*
Tumor limitado a 1 ovário	Tumor bilateral
Cápsula intacta e sem tumor na superfície do ovário Líquido ascítico e lavado do peritônio sem células malignas	
IC ou T1c	
Tumor limitado a 1 ou aos 2 ovários Com ruptura de cápsula Tumor na superfície do ovário e células malignas no líquido ascítico e lavado do peritônio	
TII ou T2 **Tumor envolve 1 ou os 2 ovários e estende-se à pelve**	
IIA ou T2a	*IIB ou T2b*
Extensão e/ou implantes no útero e/ou trompas	Extensão para outros órgãos da pelve
Sem células malignas no líquido ascítico e lavado do peritônio	
IIC ou T2c	
IIA/B com células malignas no líquido ascítico e lavado do peritônio	
TIII ou T3 e/ou NI **Tumor envolve 1 ou os 2 ovários com metástases microscópicas confirmadas no peritônio fora da pelve e/ou metástases em linfonodos regionais**	
IIIA ou T3a	*IIIB ou T3b*
Metástases microscópicas peritoneais além da pelve	Metástases peritoneais macroscópicas além da pelve ≤ 2 cm na maior dimensão
IIIC ou T3c e/ou NI	
Metástases peritoneais além da pelve com dimensões > 2 cm e/ou metástases em linfonodos regionais	
TIV ou M1 **Metástases a distância além da cavidade peritoneal**	
Metástases no fígado: ⋆ **Cápsula hepática é T3/estádio III** ⋆ **Parênquima é M1/estádio IV** Derrame pleural é estádio IV	

Fontes
1. Schultz KA, Frazier L, Schneider D. Ovarian and testicular sex cord-stromal tumors. In: Frazier L, Amatruda J (eds). Pediatric germ cell tumors: biology treatment survivorship. Berlin: Springer, 2014. p.101-113. doi.org/10.1007/978-3-642-38971-9_7.
2. Schultz KAP, Schneider DT, Pashankar F, Ross J, Frazier L. Management of ovarian and testicular sex cord-stromal tumors in children and adolescents. J Ped Hematol/Oncol. 2012;34:s55-s63. doi.org/10.1097/Mph.0b013e31824e3867.

TRATAMENTO	
FIGO Ia	Cirurgia
FIGO Ic	Cirurgia para tumores da granulosa Cirurgia + quimioterapia para tumores de Sertoli-Leydig
FIGO II e III	Cirurgia + quimioterapia com cisplatina

SEGUIMENTO
A cada 3 meses por 3 anos e, depois, mais espaçado
1. RNM
2. **Marcadores:** inibina B, CA-125, alfafetoproteína
Pode haver recaída após > 10 anos nos tumores da granulosa

1.1.1. *Tumores da granulosa do ovário – forma juvenil*

★ Tumores com componentes de células tecais e da granulosa
Tumores secretores de estrógenos
Androstenediona da teca → estrógenos na granulosa
★ > incidência em idade pré-puberal

Podem estar associados a síndromes: Peutz-Jegher e encondromatose

SINTOMAS CLÍNICOS
Dor abdominal: 1º sintoma
Massa palpável em abdome
Telarca precoce
Sangramento vaginal
Pilosidade púbica
Virilização
Aumento da velocidade de crescimento

PERFIL HORMONAL	MARCADORES TUMORAIS
↑ E2 LH e FSH normais ou inibidos	↑ alfafetoproteína ↑ inibina B ↑ fator antimülleriano (AMH)

DIAGNÓSTICO POR IMAGEM

USG, TC e RNM da pelve

Imagem sólido-multicística (pode predominar o componente cístico ou o sólido)
T1 com hiperintensidade no cisto = hemorragia
Ruptura em 8%
Bilaterais (3%)
Aumento do volume uterino
Espessamento do endométrio

RNM do tórax e abdome total

Idade óssea – adiantada

Fonte
1. Epelman M, Chikwava KR, Chauvin N, Servaes S. Imaging of pediatric ovarian neoplasms. Pediatr Radiol. 2011;41(9):1085-1099. doi.org/10.1007/S00247-011-2128-x.

TRATAMENTO

Ooforectomia/salpingectomia

Quimioterapia complementar (etoposídeo/cisplatina), em caso de:
* Ruptura tumoral
* Ascite
* Nódulos peritoneais
* Estádio ≥ 1C

Melhor prognóstico em pacientes mais jovens ao diagnóstico e em estádio IA
Sobrevida de 85 a 94% após 5 anos

1.1.2. Tumores de Sertoli-Leydig

TUMORES MALIGNOS

Heterogêneos variando de bem diferenciados a pobre diferenciação

Podem apresentar componentes heterólogos
* Epitélio mucinoso gastrintestinal/hepatócitos

* Idades:
  < 11 anos: 6%
  11 a 20 anos: 46%
  21 a 30 anos: 23%
* Maioria em **FIGO IA** ao diagnóstico
* Sobrevida de 85% após 5 anos do tratamento
* Associados à síndrome de DICER1 (blastoma pleuropulmonar, câncer de tireoide, rabdomiossarcoma embrionário)

* **Produção hormonal em 90%**
* Com sintomas clínicos de **virilização**
* Amenorreia primária ou secundária, hirsutismo
* Raramente com sinais estrogênicos

Fonte
1. De Kock L, Terzic T, Mccluggage WG, Stewart CJ, Shaw P, Foulkes WD et al. Dicer1 mutations are consistently present in moderately and poorly differentiated sertoli-leydig cell tumors. Am J Surg Pathol. 2017;41(9):1178-1187. doi.org/10.1097/Pas.0000000000000895.

IMAGEM
RNM/TC

Massa sólida, sólido-cística ou predominantemente cística
T2 com hipointensidade correlacionada com estroma fibroso

1.1.3. *Tumores de túbulos anulares*

Tumores com componentes da granulosa e das células de Sertoli

Poucos pacientes em idade < 18 anos

* **Produzem estrógenos**
* Sintomas de pseudopuberdade precoce e menorragia

Aumento da inibina B

Podem estar associados à síndrome de Peutz-Jeghers

⋆ Síndrome	⋆ Não associados
< 3 cm	Até > 20 cm
Bilaterais	Unilaterais
Calcificações	Sem calcificações
Benignos	Malignos

1.2. Disgerminomas

Sintomas: dor abdominal e massa palpável

Puberdade precoce ocorre raramente

↑ estradiol se houver componente de células do sinciciotrofoblasto

5% dos germinomas estão associados a alterações cromossômicas 45X/45XY

Marcadores: Ca-125, β-HCG, fosfatase alcalina placentária, NSE, DHL
Podem ser normais

DIAGNÓSTICO DO SANGRAMENTO VAGINAL
Importante diferenciar
Trauma * Acidental * Abuso
Corpo estranho
Vulvovaginite
Prolapso uretral
Estrógenos exógenos
Puberdade precoce central
Tumores da vagina * **Papiloma benigno** * **Rabdomiossarcoma (botrioide)**
Tumores do ovário * Pseudopuberdade precoce * Tumor da granulosa – forma juvenil * Tumor de células anulares * Disgerminoma (raramente)
Puberdade precoce e pseudopuberdade precoce: mucosa vaginal apresenta sinais de estímulo estrogênico

Fontes
1. Lopes LF, Chazan R, Sredni ST, de Camargo B. Endodermal sinus tumor of the vagina in children. Med Pediatr Oncol. 1999;32:377-81. doi.org/10.1002/(SICI)1096-911X(199905)32:5<377::AID-MPO12>3.0.CO;2-Y.
2. Söderström HF, Carlsson A, Börjesson A, Elfving M. Vaginal bleeding in prepubertal girls: etiology and clinical management. J Pediatr and Adol Gynec. 2016;29(3):280-285. doi.org/10.1016/J.Jpag.2015.10.017.

2. TUMORES DO TESTÍCULO

2.1. Tumores do estroma do cordão sexual

1% dos tumores sólidos em pediatria
Destes, 11% são do estroma do cordão sexual

Tumores de Leydig: 3 a 6% são originários do estroma

SINTOMAS

* Massa não dolorosa local
* Unilateral/**assimetria dos testículos**
* **Pode não ser palpável com testículos simétricos** e * tumor visualizado somente pela USG da bolsa escrotal
* Palpável e visível à USG com aparência heterogênea
* Ginecomastia
* Precocidade sexual
* Aumento do pênis
* Pilosidade púbica presente
* Voz grave
* Hipertrofia muscular
* Acne
* Aumento da velocidade de crescimento e da idade óssea

Tumores testiculares da granulosa – forma juvenil ocorrem geralmente nos primeiros 6 meses de vida e faltam sintomas hormonais
Crianças com tumores das células de Leydig apresentam pseudopuberdade precoce e ginecomastia

DIAGNÓSTICO DIFERENCIAL

* HCSR, tumores da adrenal, síndrome de McCune-Albright
* Coriocarcinoma, restos de adrenal, mutações dos receptores do LH

Mutações da GSP foram encontradas em 66,6% dos tumores de Leydig do testículo e do ovário, sugerindo haver um papel na tumorigênese

DOSAGENS HORMONAIS

17-OH-progesterona
Androstenediona
Testosterona
LH/FSH

MARCADORES

Alfafetoproteína
β-HCG
Inibina B

IMAGEM

USG com Doppler da bolsa escrotal
Lesão intratesticular geralmente bem delimitada com ecotextura variável
Às vezes, multicística com partes de hipervascularização ou com calcificações

USG de abdome, RNM e TC
Metástases regionais retroperitoneais

RX de tórax

TRATAMENTO

Orquiectomia por via inguinal
Bom prognóstico

Fontes
1. Villares Fragoso MCB, Latronico AC, Carvalho FM, Zerbini MCN, Marcondes JAM, Araujo LMB et al. Activating mutation of the stimulatory g protein (gsp) as a putative cause of ovarian and testicular human stromal leydig cell tumors1. J Clin Endocrinol Metabol. 1998;83(6):2074-2078. doi.org/10.1210/Jcem.83.6.4847.
2. Bresneau B, Orbach D, Faure-Conter C, Verité C, Castex MP, Kalfa N et al. Sex-cord stromal tumors in children and teenagers: results of the tgm-95 study. Pediatr Blood Cancer. 2015;62(12):2114-2119. doi.org/10.1002/Pbc.25614.
3. Richter-Unruh A, Wessels HT, Menken U, Bergmann M, Schmittmann-Ohters K, Schaper J et al. Male lh-independent sexual precocity in a 3.5-Year-old boy caused by a somatic activating mutation of the lh receptor in a leydig cell tumor. J Clin Endocrinol Metabol. 2002;87(3):1052-1056. doi.org/10.1210/Jcem.87.3.8294.

ESTADIAMENTO

I	Limitado ao testículo Completamente ressecado por via inguinal alta Sem evidência clínica, radiológica, histológica de doença além do testículo Pacientes com marcadores normais ou desconhecidos ao diagnóstico não devem ter nódulo retroperitoneal ipsilateral para confirmar o estádio I se a imagem radiológica mostrou nódulos > 2 cm
II	Biópsia prévia transescrotal com doença microscópica no escroto ou na porção média ou alta do cordão espermático Falha na diminuição ou na normalização dos marcadores com meia-vida adequada
III	Linfonodos retroperitoneais presentes Sem envolvimento visceral ou extra-abdominal Linfonodos > 4 cm pela TC ★ ou > 2 cm e < 4 cm comprovados pela biópsia
IV	Metástases a distancia, inclusive no fígado

Fontes
1. Schultz KAP, Schneider DT, Pashankar F, Ross J, Frazier L. Management of ovarian and testicular sex cord-stromal tumors in children and adolescents. J Ped Hematol/Oncol. 2012;34:s55-s63. doi.org/10.1097/Mph.0b013e31824e3867.
2. Wilson BE, Netzloff ML. Primary testicular abnormalities causing precocious puberty leydig cell tumor, Leydig cell hyperplasia, and adrenal rest tumor. Ann Clin Lab Sci. 1983;13:315-320.

3. TUMORES RELACIONADOS A ALTERAÇÕES DA DIFERENCIAÇÃO SEXUAL

CONCEITOS

Disgenesia gonadal é uma alteração da formação das gônadas que ocorre durante a embriogênese
Pode ser completa ou parcial
Como resultado, haverá alterações do fenótipo e **potencial de malignização da gônada disgenética**

ALTERAÇÕES DURANTE A EMBRIOGÊNESE

1. Da formação da crista urogenital
2. Da migração das células germinativas
3. Da diferenciação da gônada bipotente ou da sua organização na crista fetal gonadal

ETIOLOGIA

1. Alterações numéricas cromossômicas
2. Mutações genéticas SRY/SOX9/SF1/WT1

FENÓTIPO

Depende da função da gônada alterada:
1. Masculino/feminino
2. Virilização incompleta
3. Ambiguidade sexual

ORIGEM EMBRIONÁRIA

A. Mesoderma

1. Intermediário → mesonefro → crista adrenogonadal → **adrenais/gônadas**
2. Lateral → epitélio celômico → **ductos de Müller** (útero, porção superior da vagina e trompas de Falópio) e **ductos de Wolff** (vesículas seminais, vasos deferentes e epidídimo)

B. Ectoderma e mesoderma

Tubérculo genital → clitóris/pênis
Pregas uretrais → lábios menores/uretra peniana
Pregas escrotais → lábios maiores/bolsa escrotal

EVOLUÇÃO

1. Entre a 5ª e a 6ª semanas de gestação:
As **células troncoembrionárias** que dão origem às células germinativas primordiais são detectadas **no saco vitelino** e são coradas positivamente para a **fosfatase alcalina placentária**

2. É essencial a expressão do fator **OCT3/4**, encontrado somente nas células-tronco e células germinativas primordiais, sendo importante para as suas habilidades pluripotentes, sua proliferação e sua sobrevida

3. NANOG (*homeobox transcription factor*): função semelhante ao OCT3/4
Os dois fatores de transcrição impedem a apoptose das células germinativas primordiais

Migração

4. A migração das células germinativas primordiais do saco vitelino até a crista urogenital é feita através do tubo digestivo e depende do fator das células-tronco e do seu receptor **c-KIT**

5. Na crista urogenital, as células germinativas são chamadas de gônada indiferenciada e gonócitos
Os genes SF-1, WT1, Lhx9 e Emx2 são importantes para o desenvolvimento e a estabilidade da crista urogenital

DIFERENCIAÇÃO DA GÔNADA

Entre a 6ª e a 7ª semanas:
Presença do SRY (região do Y que determina o sexo) → nas células de suporte (pré-Sertoli), inicia-se uma cascata de expressão de vários genes **(MAP3K1, GATA4, SF1, WT1, SOX9)** que determinam a diferenciação **testicular**
As células pré-Sertoli e os gonócitos formam os cordões sexuais e eventualmente os túbulos seminíferos
Na ausência do Y:
Os fatores **WNT4, RSPO1, FOXL2 e DAX1** conduzem a diferenciação da gônada para o **ovário**

IMPORTÂNCIA DA PRODUÇÃO HORMONAL DOS TESTÍCULOS

A. Células de Leydig fetais

1. Testosterona: ★ fará o estímulo dos ductos de Wolff e determinará a virilização da genitália externa **(entre a 8ª e a 13ª semanas)**
2. INSL3 (fator insulina-*like*): é responsável pela descida dos testículos à bolsa escrotal

B. Células de Sertoli

O hormônio antimülleriano **AMH** fará a regressão dos ductos de Müller **(entre a 8ª e a 9ª semanas)**

Alterações da produção hormonal ou dos seus receptores podem ocasionar uma virilização incompleta no feto XY

SEXO XX

45X
Alterações do ovário não ocasionam alterações do fenótipo feminino
A falta de produção do AMH fará que os ductos de Müller se desenvolvam normalmente
Exposição a andrógenos durante a vida fetal determinará ambiguidade da genitália externa (HCSR)

45X/46,XY OU 46,XX/45,XY

Ambiguidade sexual:
1. Disgenesia testicular parcial
2. Diferenciação gonadal assimétrica
3. Ovotestis (podem se desenvolver na ausência ou na presença do SRY)

ORGANIZAÇÃO

Inicialmente, as células germinativas estão localizadas no centro dos túbulos e as de Sertoli, na periferia

As células germinativas migram para a periferia e, ao alcançarem a lâmina basal, amadurecem, dando origem às pré-espermatogônias

MARCADORES NÃO MAIS EXPRESSOS

A morfologia muda e cessa a expressão dos marcadores dos gonócitos (**OCT3/4, NANOG, c-KIT, fosfatase alcalina placentária**)

IMPORTANTE:

O tecido testicular dos recém-nascidos dificilmente mostra qualquer célula OCT3/4 positiva, e nenhuma dessas células pode ser detectada em lactentes de até 4 meses de vida

A detecção desses marcadores indica a presença de células germinativas primordiais que tiveram a sua maturação interrompida e que têm grande potencial de malignização
Essas alterações estão relacionadas a gônadas disgenéticas que apresentam o cromossoma Y

* Diagnosticado em crianças pequenas

3.1. Classificação das disgenesias gonadais com risco de malignização

Incidência de tumores germinativos: 12%
* Disgerminoma: 23%
* **Gonadoblastoma: 54% mais comum na presença do Y**
* Gonadoblastoma + disgerminoma: 10%

RISCOS

* Tipo de disgenesia
* Grau de virilização
* Localização da gônada
* Expressão do marcador no tecido gonadal

A. ETIOLOGIA DA DISGENESIA

1. Disgenesia completa	2. Disgenesia incompleta
Ausência de tecido gonadal	**Tecido gonadal presente**
Gônadas em fita Estruturas internas müllerianas Fenótipo feminino	Fenótipo variável Feminino/masculino Genitália ambígua Virilização diminuída

* **Síndrome de Swyer**
Fenótipo feminino, estruturas müllerianas normais, gônadas em fita
Cariótipo 46XY
Mutações genéticas e deleções do SRY

* **Testículos disgenéticos bilaterais**
Ou
* **Fita de um lado**
* **Testículo contralateral, disgenético ou normal**

* **Síndrome de Turner**
Cariótipo 45X
Avaliar SRY: mosaicismo cripto Y

* **Síndrome de Turner mosaico**
Cariótipos 45X/46XY e outros mosaicismos
Presença do cromossomo Y com tecido testicular incompleto: grau de virilização dependerá do grau da função testicular

B. LOCALIZAÇÃO DA GÔNADA

* Escrotal
Abdominal ↑

C. GRAU DE VIRILIZAÇÃO

* Completa
Incompleta ↑

D. EXPRESSÃO DO MARCADOR TUMORAL NO TECIDO GONADAL PRESENTE

INDICAÇÃO: gonadectomia

DIAGNÓSTICO

Exame clínico

Escore de masculinização de Prader
* Micropênis
* Hipospádia (meato uretral)
* Fusão escrotal
* Localização da gônada

Outros exames

1. Genético	2. Dosagens hormonais	3. Imagem	4. Marcadores
Cariótipo
SRY	LH/FSH ↑↑ na idade puberal
Testosterona/E2 ↓
17-alfa-OH-P
(afastar HCSR)	USG/RNM
Localizar a gônada
Avaliar genitais internos	β-HCG
Alfafetoproteína
Fosfatase alcalina placentária
DHL

Estudo imuno-histoquímico do material de biópsias do tecido gonadal:
Detecta a **expressão do OCT3/4** e as atipias celulares
Permite identificar os carcinomas *in situ* com risco de malignização
Orienta o tratamento

Fontes
1. Chemes HE, Muzulin PM, Venara MC, Del Carmen Muhlmann M, Martínez M, Gamboni M. Early manifestations of testicular dysgenesis in children: pathological phenotypes, karyotype correlations and precursor stages of tumour development. Apmis. 2003;111(1):12-24. doi: 10.1034/j.1600-0463.2003.1110104.x.
2. Mccann-Crosby B, Mansouri R, Dietrich JE, Mccullough LB, Sutton VR, Austin EG et al. State of the art review in gonadal dysgenesis: challenges in diagnosis and management. Int J Pediatr Endocrinol. 2014;(1):4. doi.org/10.1186/1687-9856-2014-4.

3.2. Neoplasias mais frequentes na gônada disgenética

1. CARCINOMA *IN SITU* (CIS)

* Neoplasia de células germinativas intratubulares: precursoras dos seminomas, carcinomas embrionários, teratomas e tumores do saco vitelino
Apresenta potencial evolutivo invasivo maligno, com progressão para o fenótipo do CIS adulto

2. GONADOBLASTOMAS

Tumores com componentes do cordão sexual e de células germinativas
Apresentam dois tipos de células:
* 1. Células grandes similares aos seminomas
* 2. Células pequenas semelhantes às células de Sertoli imaturas e células da granulosa dispostas em ninhos bem circunscritos
* Pode haver células semelhantes às de Leydig

RISCOS

1.* Mutações dos genes relacionados à diferenciação gonadal (**WT1, SF1, DAX1, SOX9**)
2.* Gônadas disgenéticas com presença do cromossomo Y
* Hermafroditismo verdadeiro (2,6%)
* Disgenesia gonadal mista (15%)
* Síndromes de Turner 45X/46,XY (15 a 40%)
* Síndrome de Denys-Drash com 46,XY (40%)
* Síndrome de Frasier (60%)

SÍNDROMES COM POUCA VIRILIZAÇÃO

* Insensibilidade androgênica
* Forma parcial: 15%, ↑ após a puberdade
* Variante completa: 0,8% (perda precoce do epitélio germinativo)

50 A 60% ASSOCIADAS A OUTROS TUMORES

* 1. Disgerminomas: bom prognóstico
* 2. Tumores do saco vitelino
* 3. Seminomas
* 4. Teratomas imaturos
* 5. Carcinomas embrionários
* 6. Coriocarcinomas
De mau prognóstico

Fontes
1. Cools M, Drop SL, Wolffenbuttel KP, Oosterhuis JW, Looijenga LH. Germ cell tumors in the intersex gonad: old paths, new directions, moving frontiers. Endocr Rev. 2006;27(5):468-484. doi.org/10.1210/Er.2006-0005.
2. Pleskacova J, Hersmus R, Oosterhuis JW, Setyawati BA, Faradz SM, Cools M et al. Tumor risk in disorders of sex development. Sexual Develop. 2010;4(4-5):259-269. doi.org/10.1159/000314536.
3. Chemes HE, Venara M, Del Rey G, Arcari AJ, Musse MP, Papazian R et al. Is a cis phenotype apparent in children with disorders of sex development? Milder testicular dysgenesis is associated with a higher risk of malignancy. Andrology. 2015;3(1):59-69. doi.org/10.1111/Andr.301.

4. TUMORES DO TESTÍCULO COM RESTOS DA ADRENAL

Não são malignos
Histologicamente semelhantes ao tecido adrenal
Localizados na *rete testis*
Importantes por produzirem lesão do testículo/infertilidade
Tumores pequenos geralmente não palpáveis
Macroscopicamente de consistência firme
Multilobulares
Com faixas estreitas de tecido fibroso
Coloração amarela acastanhada
Bem delimitados sem cápsula
Menos frequentes em idade pré-puberal: 2 a 10 anos: 21 a 24%

★ As células apresentam receptores do ACTH e da angiotensina II
As enzimas CYP11B1 (11-β-hidroxilase) e CYP11BE estão presentes no tecido tumoral, indicando que o tecido apresenta células funcionais das zonas adrenais da glomerular e da fasciculada

SINAIS CLÍNICOS

Virilização
Pseudopuberdade precoce isossexual

DOSAGENS HORMONAIS

17-OH-progesterona
Androstenediona
Testosterona
Inibina B
ACTH
Renina

Avaliar fertilidade
Espermograma: nos pós-puberais

DIAGNÓSTICO DIFERENCIAL COM TUMORES DE LEYDIG: É DIFÍCIL

Tumores de restos da adrenal	Tumores das células de Leydig
Localização na *rete testis*	Fora da *rete testis*
80% são bilaterais	Leydig: somente 3% são bilaterais
Cristais de Reinke ausentes	Cristais de Reinke presentes em 25 a 40%
Sem degeneração maligna	10% com degeneração maligna

CLASSIFICAÇÃO

Estádio	Histologia
★ 1	★ Restos adrenais na *rete testis* ★ Não detectável ★ Regressão espontânea *in utero* ou no primeiro ano de vida
2	★ Restos da adrenal proliferam na presença de ACTH elevado ★ Os restos da adrenal tornam-se visíveis à USG como uma ou mais pequenas lesões hipoecogênicas ★ A idade de início do crescimento celular pode ser dependente da ★ exposição acumulativa prolongada ao ACTH e à angiotensina II, bem como ★ do número de receptores do ACTH e da angiotensina II nas células dos restos das adrenais
3	★ O crescimento dos restos da adrenal comprime a *rete testis* ★ Nas idades puberal e pós-puberal, ocasiona oligo/azoospermia por obstrução dos túbulos seminíferos ★ Sinais de disfunção gonadal, como diminuição da inibina e aumento do LH/FSH, também podem estar presentes ★ Nesse estádio, o tamanho do tumor pode ainda ser reduzido por altas doses de glicocorticoide como tratamento transitório
4	★ A hiperplasia e a hipertrofia das células dos restos adrenais ocasionam obstrução progressiva da *rete testis*, levando à fibrose com infiltração linfocitária focal dentro do tumor ★ Vários tumores pequenos dentro da *rete testis* podem confluir, formando uma única estrutura lobulada separada do tecido residual do testículo por faixas fibrosas ★ Nesse estádio, altas doses de glicocorticoide não terão efeito para diminuir o tamanho do tumor porque as células podem ter perdido a capacidade de serem ACTH-dependentes ★ Além disso, a fibrose peritubular ao redor do tecido do testículo indica lesão testicular
5	Obstrução crônica, levando à destruição do parênquima Lesão irreversível do testículo

TRATAMENTO

Estádios 1, 2 e 3: ajustar a dose do glicocorticoide
★ **Estádio 4: cirurgia conservadora para preservar a fertilidade**
★ **Pacientes com estádio 5**: infertilidade sem resposta ao tratamento

Fontes
1. Claahsen-van der Grinten HL, Otten BJ, Stikkelbroeck MML, Sweep FCGJ, Hermus ARMM. Testicular adrenal rest tumours in congenital adrenal hyperplasia. Best Pract Res Clin Endocrinol Metabol. 2009;23(2):209-220. doi.org/10.1016/J.Beem.2008.09.007.
2. Wilson BE, Netzloff ML. Primary testicular abnormalities causing precocious puberty leydig cell tumor, leydig cell hyperplasia, and adrenal rest tumor. Ann Clin Lab Sci. 1983;13(4):315-320.
3. Claahsen-van der Grinten HL, Sweep FC, Blickman JG, Hermus AR, Otten BJ. Prevalence of testicular adrenal rest tumours in male children with congenital adrenal hyperplasia due to 21-hydroxylase deficiency. Eur J Endocrinol. 2007;157(3):339-344. doi.org/10.1530/EJE-07-0201.
4. Dumic M, Duspara V, Grubic Z, Oguic SK, Skrabic V, Kusec V. Testicular adrenal rest tumors in congenital adrenal hyperplasia—cross-sectional study of 51 croatian male patients. Eur J Pediatr. 2017;176(10):1393-1404. doi.org/10.1007/s00431-017-3008-7.

SEÇÃO B

EFEITOS DO TRATAMENTO DA DOENÇA NEOPLÁSICA: QUIMIOTERAPIA/ CIRURGIA

6 ALTERAÇÕES DA GLICEMIA PELO TRATAMENTO ONCOLÓGICO

1. HIPERGLICEMIA

DEFINIÇÃO

Glicemia de jejum > 126 mg/dL
≥ 200 mg/dL em qualquer horário
≥ 200 mg/dL 2 horas após sobrecarga de glicose

Valores da glicemia (mg/dL)

Normais	Intolerância à glicose
Jejum: < 100	100 a 126
2 horas pós-prandial: < 140	141 a 199

CONDUTA

1. **Diagnóstico precoce:** monitorar a glicemia 2 horas após as refeições
2. **Iniciar tratamento** com glicemias > 140 mg/dL antes das refeições

Fonte
1. Hirsch IB, Paauw DS. Diabetes management in special situations. Endocrinol Metabol Clin N Am. 1997;26(3):631-645. doi.org/10.1016/S0889-8529(05)7027.

FATORES DE RISCO

* **Idade > 10 anos**
Aumento dos esteroides sexuais e do GH na idade puberal favorece a hiperglicemia
* **Obesidade**
* **Síndrome de Down** (alteração do metabolismo)
* **Diabetes *mellitus* prévio**

Risco maior de hiperglicemia hiperosmolar sem cetose, valores mais elevados da glicemia e maior índice de óbito

DROGAS QUE ALTERAM A GLICEMIA E PATOLOGIAS TRATADAS	
Drogas	**Patologias**
L-asparaginase	LLA
Glicocorticoides	LLA/TMO-DECH
Tacrolimo	TMO-DECH
Ciclosporina	TMO-DECH

1.1. L-asparaginase e prednisona

* Ação sinérgica provocando a hiperglicemia
* O próprio processo leucêmico causa hiperglicemia

1. ASPARAGINASE	**2. GLICOCORTICOIDE**

Hipoinsulinemia:
* Inibição da síntese de insulina
* Altera a função do receptor da insulina
* Aumenta os níveis do glucagon
* Aumenta a resistência periférica à insulina
* Produz pancreatite
	* Aumento da neoglicogênese hepática
	* Inibição da utilização periférica da glicose
	* **Glicocorticoterapia crônica:**
	  * Hiperinsulinemia crônica
	  * Resistência à insulina por diminuição dos receptores de insulina

TMO

1. Inibidores da calcineurina:
* **Tacrolimo**: inibição da produção e secreção da insulina
Aumenta a resistência periférica. Efeito é reversível
* **Ciclosporina**: diminui a massa funcional do fígado → diminui o citocromo P-450 hepático: compete com o glicocorticoide no metabolismo hepático → diminui o *clearance* do glicocorticoide, potencializando o seu efeito
2. Hipomagnesemia

TBI é fator predisponente de diabetes após TMO

Fontes
1. Pui CH, Burghen GA, Bowman WP, Aur RJ. Risk factors for hyperglycemia in children with leukemia receiving L-asparaginase and prednisone. J Pediatr. 1981;99(1):46-50.
2. Ost I. Effects of cyclosporin on prednisolone metabolism. Lancet (London, England). 1984;1(8374):451. doi.org/10.1016/S0140-6736(84)91778-1.
3. Roberson JR, Raju S, Shelso J, Pui CH, Howard SC. Diabetic ketoacidosis during therapy for pediatric acute lymphoblastic leukemia. Pediatr Blood Cancer. 2008;50(6):1207-1212. doi.org/10.1002/Pbc.21505.
4. Scott Baker K, Ness KK, Steinberger J, Carter A, Francisco L, Burns LJ et al. Diabetes, hypertension, and cardiovascular events in survivors of hematopoietic cell transplantation: a report from the bone marrow transplantation survivor study. Blood. 2007;109(4):1765-1772. doi.org/10.1182/Blood-2006-05-022335.
5. Solmaz S, Gokgoz Z, Gereklioglu C, Yeral M, Boga C, Ozdogu H. Tacrolimus-induced diabetic ketoacidosis after allogeneic bone marrow transplant. 2015;15(6):702-703. doi.org/10.6002/Ect.2015.0047.
6. Ahmad MH, Shafiq I. Diabetic ketoacidosis following PEG-asparaginase therapy. Endocrinol Diabetes Metab Case Rep. 2018(1). doi.org/10.1530/Edm-18-0064.

1.2. Hiperglicemia por glicocorticoides

Depende:
* Do tipo de glicocorticoide
* Da dose
* Do tempo de administração

TIPO	POTÊNCIA DO GLICOCORTICOIDE	EFEITO MINERALOCORTICOIDE	MEIA-VIDA
Cortisona	1,0	++	4 a 6 horas
Prednisona	4,0	+	6 a 12 horas
Prednisolona	4,8	+/-	6 a 12 horas
Dexametasona	20,0	0	12 dias

TIPO DE GLICOCORTICOIDE: PICO DE AÇÃO E EFEITO NA GLICEMIA

Ações

1. Ação intermediária

Prednisona
Metilprednisolona

Pico de ação: 4 a 8 horas	**Efeito:** 12 a 16 horas
Dose única matinal: * Glicemias de jejum normais * Glicemias pós-prandiais elevadas * Monitorar glicemias antes do jantar	**Doses fracionadas:** * Hiperglicemias persistentes * Mais elevadas no pós-prandial

2. Ação prolongada

Dexametasona

Pico de ação: 10 a 60 minutos	**Efeito:** > 24 horas

* Glicemias mais elevadas no pós-prandial

PADRÃO DA HIPERGLICEMIA POR GLICOCORTICOIDE

1. Glicemia de jejum pouco elevada
2. Hiperglicemia importante pós-prandial
3. Insensibilidade à insulina
4. Rara cetoacidose

Pacientes com diabetes anterior apresentam hiperglicemias muito elevadas

TRATAMENTO

Insulina	Hipoglicemiantes orais
É o tratamento de escolha. Pode também ser necessária no tratamento de glicocorticoterapia crônica	★ **Metformina** pode ser útil no tratamento crônico de glicocorticoide de ação intermediária e com doses baixas ★ Importante lembrar que a ciclosporina aumenta os níveis da metformina com risco de acidose láctica ★ Não havendo controle das glicemias, deve-se suspender a metformina e iniciar insulina

Fontes
1. Oyer DS, Shah A, Bettenhausen S. How to manage steroid diabetes in the patient with cancer. J Support Oncol. 2006;4(9):479-483.
2. Griffith M, Jagasia M, Jagasia S. Diabetes mellitus after hematopoietic stem cell transplantation. Endocr Pract. 2010;16(4):699-706. doi.org/10.4158/Ep10027.Ra.

FARMACOCINÉTICA DAS INSULINAS

Insulina	Início	Pico (horas)	Duração (horas)
Regular	30 a 60 minutos	2 a 4	4 a 8
Ultrarrápida (★ Lispro, ★ Aspart, ★ Glulisina)	10 a 15 minutos	1 a 2	3 a 6
NPH	1 a 3 horas	4 a 10	10 a 18
Glargina	2 horas	-	18 a 24
Detemir	2 horas	-	12 a 24

INSULINOTERAPIA

Considerar o tipo de glicocorticoide e o esquema da glicocorticoterapia

A. Prednisona/metilprednisolona: insulina NPH

1. ★ *Uma dose do glicocorticoide pela manhã*

★ Uma dose da insulina no mesmo horário, pela manhã, para coincidirem os picos de ação
Correção → se a glicemia antes do jantar > 140 mg/dL, sem hipoglicemia de jejum, durante 2 a 3 dias: ↑ insulina em 20%

2. *Duas doses de glicocorticoide ao dia*

★ Deve receber 2 doses de insulina no mesmo horário: 2/3 no café da manhã e 1/3 antes do jantar
Correção:
★ Se a glicemia antes do jantar for > 140 mg/dL, por 2 a 3 dias → aumentar em 20% a dose de insulina do café da manhã
★ Se a glicemia de jejum for > 140 mg/dL, por 2 a 3 dias → aumentar a insulina de antes do jantar em 20%

Se o paciente era diabético previamente

* **Com doses múltiplas de insulina** → **somar à dose que recebia antes: 20% no café da manhã e 30% no almoço e no jantar** ou fazer o cálculo dependendo da dose do glicocorticoide
Se usava * **bomba de infusão SC:** aumentar 20 a 30% em todas as doses basais e pré-prandiais e ir ajustando as doses de acordo com a evolução e o esquema da glicocorticoterapia

Insulina regular/Lispro como suplemento (SC)

Antes das refeições → 1 unidade para cada 40 g de carboidrato, somadas ao fator de correção
Correção: glicemia encontrada − 150 ÷ 50
Exemplo: glicemia encontrada → 300 mg/dL
Correção → 300 − 150 ÷ 50 = 3 unidades
Carboidratos da refeição → 120 g ÷ 40 = 3 unidades
Dose total a receber = 6 unidades

Insulina Lispro é a melhor opção para os níveis elevados das glicemias pós-prandiais

B. Dexametasona

Potência de glicocorticoide é 5 vezes > que a de prednisona

Glargina 1 dose/Detemir 2 doses

* Efeito 24 horas
* Sem pico de ação
* Menor risco de hipoglicemia
Correção → * se glicemias de jejum e antes do jantar durante 2 a 3 dias > 140 mg/dL: **aumentar a dose da insulina em 20%**

Fontes
1. Oyer DS, Shah A, Bettenhausen S. How to manage steroid diabetes in the patient with cancer. J Support Oncol. 2006;4(9):479-483.
2. Paredes S, Alves M. Abordagem e tratamento da hiperglicemia induzida por glicocorticoides. Acta Med Portug. 2016;29(9):556-563. doi.org/10.20344/Amp.7758.

DOSES DE INSULINA E TIPO DE GLICOCORTICOTERAPIA

Glicocorticoide - tipo	Doses (mg/dia)	Insulina UI/kg (SC)
Prednisona/metilprednisolona		NPH
	≥ 40	0,4
	30	0,3
	20	0,2
	10	0,1
Dexametasona		Glargina/detemir
	≥ 8	0,4
	6	0,3
	4	0,2
	2	0,1

0,1 UI/kg de NPH para cada 10 mg de prednisona
Máx: 0,4 UI/kg/24 h

Fonte
1. Clore J, Thurby-Hay L. Glucocorticoid-induced hyperglycemia. Endocr Pract. 2009;15(5):469-474. doi.org/10.4158/Ep08331.Rar.

META DOS NÍVEIS DE GLICEMIA DURANTE O TRATAMENTO

Horários		mg/dL
Jejum	Antes das refeições	< 115 e > 90
Pós-prandial	2 horas após o almoço	< 140 a 180

Pacientes com nutrição parenteral: 150 mg/dL

MODIFICAÇÃO DA GLICOCORTICOTERAPIA E AJUSTE DA INSULINA

Diminuição do tratamento →	Ajuste da insulina
Anterior ★ **A. Prednisona/metilprednisolona** ≥ 2 doses/dia ★ **B. Dexametasona** ≥ 1 dose/dia	↓ todas as doses da insulina em 20 a 30% Ou Proporcionalmente à dose do glicocorticoide
Em caso de mudança do horário da prednisona/metilprednisolona para: ★ **Dose única matinal** Ou **Troca** da dexametasona por prednisona/metilprednisolona	★ **Se diabetes prévio:** ↓ dose noturna da insulina em 50% ★ **Se diabetes pelo esteroide:** suspender a insulina
Se houver redução das doses: ★ Prednisona/metilprednisolona ↓ da dose única matinal Ou ↓ das doses matinal e do jantar	★ **Diabetes prévio:** reduzir a insulina: **1. Dose única matinal ou 2 doses de insulina:** ↓ a dose em 20 a 30% ou proporcional à redução da dose do glicocorticoide **2. Diabetes prévio** ★ **Doses múltiplas de insulina ou bomba de insulina SC:** ↓ insulina rápida pré-prandial em: 20% no café da manhã 30% no almoço 30% no jantar
Suspensão do glicocorticoide	**Diabetes prévio:** ajustar as doses **Diabetes pelo esteroide:** suspender a insulina

Como regra geral:
* Diminuir a insulina em 50% da diminuição da dose do glicocorticoide
Se ↓ do glicocorticoide foi de 50%, a diminuição da dose de insulina será de 25%
Ou
* ↓ 0,1 UI/kg da dose de insulina para cada diminuição de 10 mg de prednisona

TRATAMENTO DE GLICEMIAS MUITO ELEVADAS

Glicemias > 300 mg/dL

Insulina regular IV em bomba de infusão durante 24 horas
Ou até conseguir glicemias estáveis
Ou até 2 horas depois de administrar insulina rápida
Ou até 2 horas depois de administrar NPH/glargina

Mudança da insulina IV para subcutânea:
Dose: basear-se na quantidade recebida nas últimas 4 a 8 horas: 80% se for mantido o esquema do glicocorticoide e 50% se foi diminuído nas últimas 24 horas

Ajustar as doses de acordo com os níveis da glicemia e as doses do glicocorticoide

Fonte
1. Saigí I, Pérez A. Manejo de la hiperglucemia inducida por corticoides. Rev Clin Esp. 2010;210(8):397-403. doi.org/10.1016/J.Rce.2010.03.006.

PACIENTES QUE RECEBEM NUTRIÇÃO PARENTERAL CONTÍNUA

Controle das glicemias	Insulina regular/Lispro SC
A cada 6 horas	Administrar a cada 6 horas, se necessário

Meta da glicemia: 150 mg/dL

Cálculo da dose: glicemia encontrada − 150 ÷ 50

COMPLICAÇÃO DO TRATAMENTO: HIPOGLICEMIA

Definição: glicemia < 70 mg/dL

Sintomas

Adrenérgicos

Palidez, ansiedade, tremores, fraqueza, sudorese excessiva, taquicardia, náuseas/vômitos

Neurológicos

Hipotonia, irritabilidade, nervosismo, letargia, fome, dor abdominal, apneia, cefaleia, confusão, alterações visuais, terror noturno, convulsão, coma

TRATAMENTO DE ACORDO COM O ESTADO CLÍNICO

Estado clínico	Glicemia de jejum (mg/dL)	Tratamento
Paciente consciente	< 70	VO 15 a 20 g de glicose líquida/gel Ou 4 g de açúcar Suco de laranja/maçã
Paciente consciente e com dificuldade para deglutir	< 70	20 mL de glicose 50% **em *bolus*** IV e iniciar glicose 5% 100 mL/h IV
Paciente inconsciente	< 70	25 mL de glicose 50% (½ ampola) **em *bolus*** IV e iniciar glicose 5% 100 mL/h IV
Paciente inconsciente e sem acesso venoso	< 70	Glucagon 0,5 a 1 mg IM, podendo-se repetir após 15 minutos (até 2x)

Aferir glicemia a cada 15 minutos e repetir o tratamento até glicemia de, pelo menos, 80 mg/dL

Fonte
1. Umpierrez GE, Hellman R, Korytkowski MT, Kosiborod M, Maynard GA, Montori VM et al. Management of hyperglycemia in hospitalized patients in non-critical care setting: an endocrine society clinical practice guideline. J Clin Endocrinol Metabol. 2012;97(1):16-38. doi.org/10.1210/Jc.2011-2098.

RISCOS PARA DESENVOLVER DIABETES *MELLITUS* TIPO 2

★ Glicocorticoterapia prolongada
★ Obesidade
★ Intolerância à glicose
★ História familiar de diabetes
★ TBI

Fonte
1. Traggiai C, Stanhope R, Nussey S, Leiper AD. Diabetes mellitus after bone marrow transplantation during childhood. Med Pediatr Oncol The Official Journal of SIOP – International Society of Pediatric Oncology (Societé Internationale d'Oncologie Pédiatrique). 2003;40(2):12. doi.org/10.1002/Mpo.10098.

IMPORTANTE:

1. Ao iniciar a glicocorticoterapia, monitorar as glicemias ★ pré-prandiais e 2 horas após o almoço nos pacientes de risco
Geralmente, as glicemias mais elevadas são as pós-prandiais, com leve aumento em jejum

2. Iniciar o tratamento com insulina diante das glicemias:
★ De jejum > 110 mg/dL
★ Pré-prandiais > 140 mg/dL
★ 2 horas após almoço ≥ 200 mg/dL

3. Insulinoterapia por via subcutânea, de acordo com o tipo de glicocorticoide:
* NPH se a ação for intermediária (prednisona/metilprednisolona)
* Glargina/detemir se a ação for lenta (dexametasona)

4. A administração da insulina e a do glicocorticoide devem ser simultâneas para que os picos de ação de ambos coincidam:
* **Dose única matinal de glicocorticoide: dose única de insulina no mesmo horário**
* **2 doses de glicocorticoide: 2 doses de insulina, sendo 2/3 pela manhã e 1/3 antes do jantar**

5. Monitorar todas as glicemias: * em jejum, pré-almoço, 2 horas após almoço, pré-jantar e às 22h00
Ajustar as doses da NPH de acordo com as glicemias e se, por 2 a 3 dias consecutivos:
*Glicemias de antes do jantar > 140 mg/dL e sem hipoglicemia de jejum: aumentar em 20% a dose da insulina da manhã
*Glicemias de jejum > 140 mg/dL: aumentar em 20% a dose de insulina de antes do jantar
* **Considerar hipoglicemia quando os valores da glicemia forem < 70 mg/dL: tratar e diminuir em 20% a dose da insulina administrada no horário anterior**

6. Insulina regular/Lispro
* Complementar nas refeições se as glicemias pré-prandiais > 140 mg/dL
* **Cálculo da dose:** glicemia encontrada – 150 ÷ 50, adicionando ao cálculo 1 unidade de insulina para cada 40 g de carboidrato da dieta
* Monitorar a glicemia 2 horas após a refeição
* **A insulina regular deve ser administrada 30 minutos antes da refeição**
* **Para os pacientes inapetentes, a insulina ultrarrápida é a melhor opção, devendo ser administrada logo após a refeição, apenas se houver capacidade de ingesta. Esse cuidado previne as hipoglicemias**

7.* Pacientes em nutrição parenteral contínua: monitorar glicemias a cada 6 horas e adequar dose de insulina para manter glicemias em 150 mg/dL (glicemia – 150 ÷ 50)

8. A dose da insulina NPH deve se adequar à dose do glicocorticoide:
* 0,1 UI/kg para cada 10 mg de prednisona (máx. 0,4 UI/kg/24 h)

9. Glicemias ≥ 300 mg/dL
* Insulina regular IV em bomba de infusão de acordo com o protocolo da cetoacidose diabética
* Voltar ao tratamento anterior com glicemias estáveis < 140 mg/dL

10. Ao terminar glicocorticoterapia:
* Pacientes sem diabetes prévio: suspender insulinoterapia
* Pacientes diabéticos prévios: manter esquema anterior com os ajustes necessários

11. Lembrar que a hiperglicemia favorece infecções e piora a evolução e o prognóstico, aumentando a taxa de óbito

2. HIPOGLICEMIA POR QUIMIOTERAPIA

DEFINIÇÃO	
Glicemia < 70 mg/dL	
DROGA	**PATOLOGIA TRATADA**
Mercaptopurina (6-MP)	LLA

Ação da 6-MP: inibe a 5-fosforibosil-1-pirofosfatase (PRPP) amidotransferase: a primeira enzima da biossíntese da purina

Hepatotóxica: ↑ TGO/TGP
Diminuição da glicogenólise e da neoglicogênese hepáticas

CONDUTA

Absorção é rápida: 1 a 2 horas
* **Meia-vida:** 1 hora e 30 minutos
* Deve ser administrada 3 horas após a refeição e sem derivados do **leite**, uma vez que o leite possui a **enzima xantina oxidase, que inativa a 6-MP**
* A eficácia do tratamento depende dos **níveis da** 6-tioguanina (6TGN) **(metabólito citotóxico)** e de sua persistência na célula-alvo
* Durante o tratamento, o acúmulo da 6TGN é gradual, e a estabilidade das concentrações do 6TGN pode ser rápida em alguns pacientes ou ser alcançada apenas após 28 dias em outros
* Há uma grande variabilidade inter e intraindividual na bioviabilidade da droga, o que torna difícil estabelecer uma relação entre as concentrações séricas e o relapso do tratamento
* A concentração dos nucleotídeos 6TGN nas hemácias parece depender mais da habilidade do paciente em formar metabólitos citotóxicos do que da concentração plasmática da droga
* Alguns pacientes recebendo doses altas podem apresentar menor concentração de 6TGN do que outros com concentração menor em redução da dose

Níveis elevados de 6TGN correlacionam-se com tratamento eficaz
Níveis elevados de 6MMP estão associados à toxicidade hepática

APRESENTA 3 VIAS METABÓLICAS

1. 6-MP é convertida em ácido 6-tioúrico (forma inativa) por meio da ação da enzima extracelular **xantina oxidase (XO)**, que tem grande atividade na mucosa intestinal e no fígado. Está presente em rins, baço, músculos esquelético e cardíaco, e ausente nas hemácias, no soro e na urina
   * **Alopurinol: inibe a xantina oxidase**, aumentando a concentração da mercaptopurina em 5 vezes após 7 dias de ser administrado, com um aumento de 3 vezes dos nucleotídeos 6-tioguanina após 28 dias
   * **Metotrexato: inibe a xantina oxidase**, aumentando a concentração da mercaptopurina

2. Na célula, a 6-MP, por meio de vários mecanismos e, por último, por meio de fosforilação, forma a **6-TGN**, que é Desoxidada e incorporada ao **DNA (DNA-TG)** no núcleo da célula, provocando a quebra do DNA e a apoptose

3. Na célula, a 6-MP é metabolizada para a forma inativa por meio da ação da tiopurina--metiltransferase **(TPMT)**
S-metilação da 6-MP (6-MP → 6MMP)
A atividade da TPMT apresenta polimorfismo genético:
* Existe relação recíproca entre a atividade da TPMT e a formação dos nucleotídeos metabólicos citotóxicos 6-tioguanina (6TGN) nas hemácias dos pacientes com LLA
* **Quanto maior a atividade herdada da TPMT, menor a quantidade de mercaptopurina disponível para a conversão de nucleotídeos metabólicos ativos (6-TGN)**
* Esses pacientes apresentam maior risco de relapso

Fontes
1. Lennard I. The clinical pharmacology of 6-mercaptopurine. Eur J Clin Pharmacol. 1992;43(4):329-339. doi.org/10.1007/Bf02220605.
2. De Lemos ML, Hamata L, Jennings S, Leduc T. Interaction between mercaptopurine and milk. J Oncol Pharm Pract. 2007;13(4):237-240. doi.org/10.1177/1078155207080802.
3. Schmiegelow K, Nielsen SN, Frandsen TL, Nersting J. Mercaptopurine/methotrexate maintenance therapy of childhood acute lymphoblastic leukemia: clinical facts and fiction. J Ped Hematol/Oncol. 2014;36(7):503. doi.org/10.1097/Mph.0000000000000206.

MECANISMO DE AÇÃO PARA A HIPOGLICEMIA

Metabolismo normal:
Fígado: glicogênio → glicose
Aminoácidos (piruvato → neoglicogênese → glicose)
Alanina transaminase (ALT): fonte principal do piruvato

↑ TPMT → ↑ 6MMP → ↑ ALT
6MMP impede a conversão da ALT em piruvato → diminuição da glicose

Maior risco de hipoglicemia: pacientes < 6 anos de idade
* Jejum após 8 a 11 horas da administração da droga: **hipoglicemia em 50% pacientes**
* Sintomática: palidez, sudorese, hipotonia, dor abdominal, terror noturno, vômitos, sonolência, convulsão

* **Pode ser assintomática**

Reversível: há variação individual da concentração da droga durante o tratamento

Hipoglicemia está associada a níveis elevados da 6MMP
A administração da droga pela manhã reduz os riscos de hipoglicemia sem diminuir os valores da 6TGN e a eficácia do tratamento

Fontes
1. Halonen P, Salo MK, Mäkipernaa A. Fasting hypoglycemia is common during maintenance therapy for childhood acute lymphoblastic leukemia. J Pediatr. 2001;138(3):428-431. doi.org/10.1067/Mpd.2001.111273.
2. Melachuri S, Gandrud L, Bostrom B. The association between fasting hypoglycemia and methylated mercaptopurine metabolites in children with acute lymphoblastic leukemia. Pediatr Blood Cancer. 2014;61:1003-1006. doi.org/10.1002/Pbc.24928.

HORÁRIO DA MEDICAÇÃO

A maioria dos pacientes recebe a medicação à noite, tendo como justificativa o melhor resultado do tratamento
Estudos demonstraram que mudanças do horário não alteram a atividade da TPMT

Recomendações:
Pacientes com esquema noturno e < 6 anos de idade devem ser acordados 8 a 9 horas após a ingestão da 6-MP e tomar sucos doces de laranja/maçã
Ingerir alimentos ricos em carboidratos e proteínas no jantar

Pacientes com glicemias de 50 mg/dL ou entre 50 e 70 mg/dL, sintomáticos e que não respondem, mesmo recebendo carboidratos à noite, antes da administração da droga, devem ser reavaliados para mudança do horário do tratamento para a manhã ou fracionamento das doses

Fontes
1. Halonen P, Salo MK, Mäkipernaa A. Fasting hypoglycemia is common during maintenance therapy for childhood acute lymphoblastic leukemia. J Pediatr. 2001;138(3):428-431. doi.org/10.106//Mpd.2001.111273.
2. Lennard L. The clinical pharmacology of 6-mercaptopurine. Eur J Clin Pharmacol. 1992;43(4):329-339. doi.org/10.1007/Bf02220605.
3. Rivard GE, Infante-Rivard C, Hoyoux C. Maintenance chemotherapy for childhood acute lymphoblastic leukemia: better in the evening. Lancet. 1985;2:1264-1266. doi.org/10.1016/S0140-6736(85)91551-x.
4. Savachaipan N. Continuous glucose monitoring: a valuable monitoring tool for management of hypoglycemia during chemotherapy for acute lymphoblastic leukemia. Diabetes Technol Ther. 2013;15(1):97-100. doi.org/10.1089/Dia.2012.0181.

PREVENÇÃO DA HIPOGLICEMIA

O efeito antileucêmico da 6-MP se dá por meio do seu metabólito 6TGN (6-tioguanina), sendo o seu metabólito 6MMP (6-metilmercaptopurina) o responsável pela hepatotoxicidade e pela hipoglicemia
Tratar a hipoglicemia reduzindo as doses da 6-MP causaria diminuição do efeito terapêutico da leucemia pela diminuição do 6TGN
O alopurinol altera o primeiro passo do metabolismo da 6-MP, aumentando os níveis de ureia e elevando ainda mais os níveis do 6GTN, podendo-se reduzir as doses da 6-MP sem comprometer o resultado final do tratamento

Fontes
1. Melachuri S, Gandrud L, Bostrom B. The association between fasting hypoglycemia and methylated mercaptopurine metabolites in children with acute lymphoblastic leukemia. Pediatr Blood Cancer. 2014;61:1003-1006. doi.org/10.1002/Pbc.24928.
2. Miller MB, Brackett J, Schafer ES, Rau RE. Prevention of mercaptopurine-induced hypoglycemia using allopurinol to reduce methylated thiopurine metabolites. Pediatr Blood Cancer. 2018;66(4):e27577. doi.org/10.1002/Pbc.27577.
3. Zhang M, Bostrom B. Allopurinol reverses mercaptopurine-induced hypoglycemia in patients with acute lymphoblastic leukemia. F1000research. 2019;8:176. doi.org/10.12688/f1000research.17760.1.

7 DISTÚRBIOS HIDROELETROLÍTICOS

DEFINIÇÃO

A função celular normal depende da homeostase hidroeletrolítica
Alterações da osmolaridade ou da tonicidade plasmática produzem modificações importantes, como edema ou desidratação celular, resultando em lesões teciduais geralmente irreversíveis
A osmolaridade é o resultado da soma de solutos dentro de uma solução

FÓRMULA PARA CÁLCULO DA OSMOLARIDADE

Osmolaridade plasmática = 2 × sódio plasmático + glicose ÷ 18 + ureia ÷ 2,8
Valor normal: 285 a 295 mOsm/kg

TONICIDADE

A tonicidade é dada pelos solutos que exercem gradiente osmótico

O sódio é o principal responsável pela tonicidade plasmática

EQUAÇÃO DE EDELMAN PARA O CÁLCULO DO SÓDIO PLASMÁTICO

Sódio plasmático = Na + K ÷ peso × 0,6
A concentração de sódio no plasma = concentração da soma de sódio e potássio da água total do corpo
0, 6 = fator de correção para a idade pediátrica

MANUTENÇÃO DA HOMEOSTASE

Depende da integridade de três mecanismos:

| Sede (A) | Vasopressina (B) | Função renal (C) |

A. SEDE

★ Estímulo e intensidade da sede variam de acordo com a osmolaridade plasmática e com as perdas de volume, semelhantemente aos estímulos para a vasopressina
★ A ingesta líquida diminui a sede e a liberação da vasopressina
★ Estímulos são recebidos por **três osmorreceptores (1, 2 e 3)** localizados na **porção adjacente anterior e dorsal do III ventrículo: lâmina *terminalis***

1. Órgão subfornical (SFO)

Possui 2 classes de neurônios com ações opostas (a e b):
a. Estimulando (SFOGLUT): via angiotensina II
★ Aumento da osmolaridade plasmática
★ Diminuição da volemia
★ Hipotensão arterial
★ Projeção para a parte lateral do leito do núcleo da estria *terminalis* aumenta a ingesta de sódio (apetite por sal)
b. Inibindo a sede (SFOGABA)

2. *Organum vasculosum* (OVLT)

★ Estão fora da barreira hematoencefálica
★ Diretamente conectados com a circulação
★ São ativados por alterações da osmolaridade e da volemia
★ Estímulos são enviados pelos barorreceptores pela angiotensina II quando a volemia diminui

3. Núcleo pré-óptico mediano (MNPO)

★ Tem função de integração
Lesões dos osmorreceptores = ADIPSIA

Fontes
1. Andersson B. Regulation of water intake. Physiol Rev. 1978;58(3):582-582. doi.org/10.1152/Physrev.1978.58.3.582.
2. Mckinley MJ, Cairns MJ, Denton DA, Egan G, Mathai ML, Uschakov A et al. Physiological and pathophysiological influences on thirst. Physiol Behav. 2004;81(5):795-803. doi.org/10.1016/J.Physbeh.2004.04.055.
3. Zimmerman CA, Leib DE, Knight ZA. Neural circuits underlying thirst and fluid homeostasis. Nat Rev Neurosci. 2017;18(8):459. doi.org/10.1038/Nrn.2017.71.

IMPORTANTE:

Para manter a homeostase hidroeletrolítica, estímulos osmóticos e não osmóticos estimulam a sede e a secreção da vasopressina

B. VASOPRESSINA (HORMÔNIO ANTIDIURÉTICO)

★ Produzida nos magnoneurônios localizados nos **núcleos paraventricular e supraóptico do hipotálamo**
Pré-pró-hormônio VP-NPII: peptídeo terminal + vasopressina + neurofisina + copetina: transportado através de axônios

Pró-hormônio: vasopressina + neurofisina + copetina até a **neuro-hipófise**, ★ onde é armazenada (**vasopressina + neurofisina + copetina**)
★ **Liberada em resposta a estímulos osmóticos (osmorreceptores) ou a alterações da volemia (barorreceptores)**

★ **Copetina é um marcador da secreção da vasopressina**

Estímulos para a secreção da vasopressina

1. Osmolaridade plasmática > 284 mOsm/kg

Osmolaridade > 295 mOsm/kg aumenta a vasopressina em 3 a 4 pmol/L com antidiurese máxima
Regulação osmótica se faz por meio de osmossensores aferentes localizados na lâmina *terminalis* → via glutaminérgica → neurônios do núcleo supraóptico → secreção da vasopressina
Peptídeo natriurético atrial inibe esse estímulo

2. Volemia ↓ e PA ↓

↑ secreção da vasopressina
★ **Barorreceptores de alta pressão**: aorta, seio carotídeo → fibras parassimpáticas aferentes → centro vasomotor
Hipotensão: ↑ secreção da vasopressina, ativação do sistema renina-angiotensina → vasoconstrição e ↑ FC = ↑ reabsorção de água e sódio
★ **Barorreceptores de baixa pressão**: átrio e grandes veias → aumento da pressão causa natriurese e diurese
★ **Cortisol** aumenta ação das catecolaminas na musculatura lisa vascular: na **deficiência do cortisol**, a vasodilatação diminui o volume arterial efetivo, **estimulando a secreção da vasopressina**
★ **Na insuficiência adrenal primária, ocorrem também ↓ da aldosterona, ↑ da natriurese e ↓ do volume arterial, contribuindo para estimular a vasopressina**

3. Outros estímulos

Dor, estresse, náuseas, drogas, pós-cirurgia

A secreção é **inibida** *pelo glicocorticoide*
Deficiência do glicocorticoide: ↑ *vasopressina = estímulo para a secreção do ACTH*

Ações da vasopressina (por meio de 3 receptores)

★ **V1: músculo liso vascular** (contração), **fígado** (↑ glicogenólise), **plaquetas** (↑ adesão plaquetária), **SNC** (neuromodulador, neurotransmissor)
★ **V2: renal**: a vasopressina une-se ao V2r da membrana basolateral do túbulo coletor renal → ativa a adenilciclase → aumenta a cAMp → ativa a PKA (proteína quinase) → fosforila a AQP2 (aquaporina 2) → região apical da célula → reabsorção da água
★ **V3: pituitária**: células produtoras do ACTH → aumenta a secreção do ACTH

Fontes
1. Verney EB. The antidiuretic hormone and the factors which determine its release. Proc R Soc Lond B Biol Sci. 1947;135(878):25-106.
2. Refardt J, Winzeler B, Christ-Crain M. Copeptin and its role in the diagnosis of diabetes insipidus and the syndrome of inappropriate antidiuresis. Clin Endocrinol (Oxf). 2019;91(1):22-32.

C. FUNÇÃO RENAL NORMAL

Necessária para a excreção e a reabsorção de água

1. Com função renal normal

Limite de excreção renal de água livre é dado pela fórmula:

Volume = USL/UOsm
* USL = quantidade de solutos e UOsm = osmolaridade urinária
* Ingesta de solutos em 24 horas determina o volume da diurese

A osmolaridade urinária mínima é de 50 mOsm/L
Ingesta de 100 mOsm/dia de solutos determina diurese de 2 litros
Se ingesta líquida > 2 litros = hiponatremia
* Os rins regulam a reabsorção do sódio para manter a volemia

Não têm sensores para o sódio
* É fundamental manter o gradiente intersticial da medular para a fisiologia normal renal

2. Diminuição da excreção renal de água livre

* Diminuição da filtração glomerular: com 10 mL/min → diminuição da diurese
* Diminuição da ingesta de solutos
* Aumento da atividade da vasopressina por estímulo não osmótico contribui para hiponatremia (↓ 15% da volemia-volume arterial de sangue efetivo)

Importante manter a volemia nas alterações osmóticas

3. Diminuição do volume arterial efetivo

* Diminuição é paralela ao volume extracelular

Exceções: ICC, cirrose → volume extracelular aumentado e volume arterial diminuído = edema

Medidas indiretas da função renal
* Avaliação da atividade da renina-aldosterona plasmática
* Sódio urinário/excreção fracionada de sódio, ureia e ácido úrico

4. O sistema renina-angiotensina-aldosterona

* Importante para manter a pressão arterial e a retenção hídrica

Funções

* **Angiotensina II** → vasoconstrição, retenção de água e sódio, secreção da aldosterona, secreção da noradrenalina pelas terminações nervosas simpáticas

Estimula a hipertrofia cardíaca e vascular
Estimula a sede e a secreção da vasopressina

* **Renina**

Diminui a pressão de perfusão renal e ativa os nervos simpáticos
Diminui a liberação de sódio ao túbulo distal
Diminui os níveis de angiotensina II e o peptídeo atrial natriurético local

5. Peptídeos natriuréticos atrial e cerebral

* **Receptores: nos vasos sanguíneos, adrenais e rins:** síntese da guanosina monofosfato cíclica
* **Efeito oposto ao do sistema renina-angiotensina:**
Vasodilatação: ↑ diurese e natriurese, ↓ resistência vascular periférica e ↓ PA
Inibem a secreção da vasopressina e da aldosterona = ↓ sede

Efeitos	Angiotensina	Peptídeo natriurético
★ Vasculatura	Vasoconstrição	Vasodilatação
★ Fluxo sanguíneo renal	↓	↑
★ Filtração glomerular	↓	↑
Reabsorção renal de sódio	↓	↑
★ Aldosterona	↑	↓
★ Renina	↓	↓
★ Sede	↑	↓
★ Vasopressina	↑	↓

A concentração de sódio e de potássio na urina determina o efeito na natremia

Urina hipotônica	Urina hipertônica
Concentração de eletrólitos < plasma A excreção dos eletrólitos é livre de água, o que aumenta a natremia	Concentração de eletrólitos > plasma → diminui a natremia

* **Excreção da ureia aumenta a excreção de eletrólitos**
Usada como tratamento da hiponatremia
* No rim, a reabsorção de sódio ocorre para preservar o volume intravascular em resposta à perfusão renal, e não para manter a homeostase

HORMÔNIOS IMPORTANTES PARA A MANUTENÇÃO DA NATREMIA

A. Glicocorticoide

* Inibe a secreção da vasopressina
* Aumenta a excreção de água livre renal
1. **Deficiência de ACTH:** ★ perda da inibição da vasopressina = estímulo não osmótico para a liberação da vasopressina
↑ inadequado da vasopressina, apesar da hipo-osmolaridade
* ↓ **glicocorticoide e ↓ excreção de água livre = hiponatremia dilucional**
Mascara diabetes *insipidus*
* **Aldosterona normal:** depende do sistema renina-angiotensina
Não depende do ACTH

2. **Deficiência adrenal:** ↓ glicocorticoide e ↓ mineralocorticoide = ↓ volemia, ↓ sódio, ↑ calemia = estímulo de barorreceptores = ↑ vasopressina

IMPORTANTE:

* Reposição de glicocorticoide restaura a natremia
* Risco de hipercorreção
* Reposição do potássio também aumenta a natremia
* Pacientes com diabetes *insipidus* e deficiência em glicocorticoide apresentam maior vulnerabilidade à hiponatremia durante situações de estresse

B. Hormônio tireoidiano

Hipotireoidismo
* Hiponatremia por alteração pré-renal subclínica
↓ de 0,14 mEq/L de sódio plasmático para cada aumento de 10 UI/L dos níveis de TSH
↓ débito cardíaco e ↓ filtração glomerular (alteração do sistema renina-angiotensina e da vasopressina)
↓ atividade da Na$^+$-K$^+$-ATPase no túbulo proximal renal com reabsorção deficiente do sódio → hipovolemia
↓ *clearance* metabólico da vasopressina (SIADH)
↑ resistência vascular periférica
↑ fração de excreção do urato com hipouricemia

C. Aldosterona

1. Hipotensão → renina → angiotensina I → angiotensina II → aldosterona → reabsorção renal de água e sódio
2. Angiotensina II → ação central → aumento da vasopressina → ação renal → aumento da reabsorção de água

Fonte
1. Agathis NT, Libman IM, Moritz ML. Hyponatremia due to severe primary hypothyroidism in an infant. Front Pediatr. 2015;3:96. doi.org/10.3389/Fped.2015.00096.

1. HIPONATREMIA

DEFINIÇÃO
Sódio sérico < 135 mEq/L

PATOGENIA
Diminuição da eliminação de água livre pelo rim e aumento da água corporal total

CLASSIFICAÇÃO

Início	Tempo	Gravidade
Aguda	< 48 h	Leve: 130 a 135 mEq/L
Crônica	> 48 h	Moderada: 120 a 130 mEq/L
Indeterminada	Considerar > 48 h	Grave: < 120 mEq/L

1.1. Hiponatremia aguda

SINTOMATOLOGIA

Hipertensão intracraniana

Consequência do edema cerebral provocado pela hipo-osmolaridade
Sem adaptação cerebral adequada

Evolução grave → herniação tentorial

Adaptação cerebral depende do sistema Na^+-K^+-ATPase

1. Rápida:	2. Lenta:
Extrusão de eletrólitos e aminoácidos	Extrusão de osmólitos orgânicos
★ Troca de potássio intracelular por sódio ★ Aminoácidos das células da glia com saída de **água** → **redução** do volume cerebral	Glicina, taurina, creatina, mioinositol

ENCEFALOPATIA HIPONATRÊMICA

Sintomas

Cefaleia, náuseas, vômitos, fraqueza

★ Evolução pode ser rápida, sem obedecer a uma sequência
Herniação tentorial → alterações de comportamento, falta de resposta aos estímulos verbais e táteis, convulsão, dilatação de pupilas, postura de decorticação, **parada respiratória**

Falta de diagnóstico e falha no tratamento → ÓBITO

Fatores agravantes

Idade < 16 anos	★ Pouco espaço para a expansão cerebral: Aos 6 anos: encéfalo = adulto Aos 16 anos: calota craniana = adulto Sódio sérico < 120 a 125 mEq/L → encefalopatia Em adultos: < 111 mEq/L
Lesões ocupando espaço	Tumores Hemorragias Hematomas

Puberais: ↑ estrógenos (sexo F)	**Estrógenos inibem a bomba de sódio** ATPase
	↑ vasopressina
	  Vasoconstrição cerebral
	  Hipoperfusão cerebral
	  Retenção hídrica

Pré-puberais: ↓ andrógenos (sexo M)	**Andrógenos ativam a bomba de sódio** → efeito protetor

Hipoxemia: fator mais importante para lesão cerebral	1. Hipoxemia inibe a adaptação cerebral: ↓ Na^+-K^+-ATPase
	2. Hiponatremia diminui o fluxo sanguíneo cerebral e a oxigenação, provocando **hipóxia por 2 mecanismos:**
	  a. Edema pulmonar não cardiogênico
	  b. Falha da hipercapnia respiratória

EFEITOS DA HIPOXEMIA

Síndrome de Ayus-Arieff: edema pulmonar não cardiogênico
Edema cerebral → hipertensão intracraniana → estimula o aumento da permeabilidade vascular pulmonar com aumento de líquidos intersticial e alveolar
↑ **liberação de catecolaminas** → vasoconstrição pulmonar → aumento da pressão capilar hidrostática → lesão da parede capilar → **edema pulmonar não cardiogênico** → **hipóxia** → piora do edema cerebral → círculo vicioso

IMPORTANTE:

A encefalopatia hiponatrêmica é uma emergência
O tratamento não deve ser adiado, buscando-se a etiologia

Fonte
1. Moritz ML, Ayus JC. New aspects in the pathogenesis, prevention, and treatment of hyponatremic encephalopathy in children. Pediatr Nephrol. 2010;25(7):1225-1238. doi.org/10.1007/s00467-009-1323-6.

1.2. Hiponatremia crônica

Idade pediátrica: portadores de doenças pulmonares e do SNC
Mais comum na idade adulta

DIAGNÓSTICO

A. História clínica

Doença de base

Perdas: vômitos, diarreia, drenagem por sonda nasogástrica

Medicações em uso: DDAVP, anticonvulsivantes, opiáceos, quimioterápicos

B. Avaliação clínica

Peso, estatura, IMC, SC, FC, FR, PA

1. Estado de hidratação
Desidratação: mucosas secas, turgor diminuído, hipotensão arterial, taquicardia, fontanela deprimida
Hiper-hidratação: edema, hipertensão arterial, aumento da pressão venosa da jugular

2. Sinais neurológicos: nível de consciência diminuído

3. Alterações do peso

C. Exames bioquímicos

Glicemia, sódio, potássio, ureia, creatinina, **ácido úrico sérico** e urinário

Fração urinária de sódio: **< 0,5 ou > 0,5: correlacionar com o estado de volemia**

Pesquisar: osmolaridades plasmática e urinária, e volemia

D. Osmolaridade plasmática

< 285 mOsm/kg H_2O = hipo-osmolar

Cálculo da osmolaridade plasmática:
2 (sódio sérico) + glicose ÷ 18 + ureia ÷ 2,8

Diminuída	Aumentada	Normal
< 285 mOsm/kg H_2O	> 300 mOsm/kg H_2O	285 a 300 mOsm/kg H_2O
Hiponatremia verdadeira	1. Hiperglicemia 2. Manitol 3. Radiocontraste hipertônico	Pseudo-hiponatremia: 1. Hiperlipidemia 2. Hiperproteinemia

Natremia corrigida/hiperglicemia

Sódio corrigido = sódio sérico + (2,4 × glicemia − 100)
Diminuição do sódio de 1,6 mEq/L, para cada 100 mg/dL de glicose acima do normal

E. Osmolaridade plasmática diminuída

Pesquisar osmolaridade urinária e volemia

1. Osmolaridade urinária

★ Se a osmolaridade urinária mais alta: > 100 mOsm/kg = estímulo não osmótico para a secreção inadequada da vasopressina
★ Pacientes com osmolaridade urinária < 100 mOsm/kg apresentam mecanismo renal de diluição normal

2. Volemia

Hiponatremia hipovolêmica	Hiponatremia euvolêmica	Hiponatremia hipervolêmica Estados edematosos
FeNa < 0,5% 1. Sódio urinário < 20 mEq/L ★ Perda extrarrenal	FeNa > 0,5% 1. Sódio urinário > 20 mEq/L ★ Insuficiência renal ★ Hipotireoidismo ★ Deficiência de glicocorticoide ★ Pós-operatórios ★ Fusão espinal ★ Dor, estresse, náusea ★ Ventilação com pressão positiva ★ SIADH	FeNa < 0,5% 1. Sódio urinário < 20 mEq/L ★ Estados edematosos Insuficiências: ★ Cardíaca ★ Hepática ★ Síndrome nefrótica

FeNa > 0,5%	2. Ácido úrico: normal/↓	FeNa > 0,5%
2. Sódio urinário > 20 mEq/L		2. Sódio urinário > 20 mEq/L
★ Perda renal de sódio		★ Insuficiência renal aguda ou crônica
a. Nefropatia perdedora de sal		
b. Deficiência de mineralocorticoide		
c. Perda de sódio cerebral (CSWS)		
d. Diuréticos		
3. Ácido úrico ↑	-	-

CAUSAS DE HIPONATREMIA NO PÓS-OPERATÓRIO

Hipovolemia (desidratação), dor, náusea, estresse (aumento da vasopressina) e administração de soluções hipotônicas

SÍNDROME DA SECREÇÃO INADEQUADA DO HORMÔNIO ANTIDIURÉTICO (SIADH)

Definição: concentração de vasopressina inapropriadamente alta em relação à baixa osmolaridade plasmática, sem estímulo hipovolêmico

É a causa mais frequente de hiponatremia nos pacientes oncológicos

Característica: hiponatremia hipotônica com euvolemia

↑ vasopressina
↑ somente de 1/3 do volume extracelular: não há sinais de edema

Aumento discreto do volume intravascular → aumento da filtração glomerular → aumento do fluxo plasmático renal → diminuição da reabsorção proximal do sódio → excreção urinária de sódio → aumento igual ao da dieta

Alterações da SIADH

★ Sódio sérico < 135 mEq/L

★ Osmolaridade plasmática < 280 mEq/L
★ Osmolaridade urinária > 100 mOsm/kg

★ Sódio urinário > 20 mEq/L sem restrição de sódio

★ Ausência de sinais clínicos de desidratação ou edema

★ Funções: renal, hepática, tireoide e adrenal normais

Fontes
1. Jones DP. Syndrome of inappropriate secretion of antidiuretic hormone and hyponatremia. Pediatr Rev. 2018;39(1):27-35. doi.org/10.1542/Pir.2016-0165.
2. Cuesta M, Garrahy A, Thompson CJ. SIAD: practical recommendations for diagnosis and management. J Endocrinol Invest. 2016;39(9):991-1001. doi.org/10.1007/S40618-016-0463-3.

Retenção de água e excreção renal de sódio – patologias que causam SIADH		
SNC	*Pulmão*	*Carcinomas*
Tumores Infecções Alterações vasculares Psicose Hidrocefalia Trauma Pós-operatório Trombose do seio cavernoso	Pneumonia Tuberculose Asma Fibrose cística Bronquiolite Pneumotórax Ventilação com pressão positiva	Broncogênico Células pequenas do pulmão Duodeno Pâncreas Neuroblastoma LIA Linfomas Sarcoma de Ewing Timoma Mesotelioma Orofaringe Endométrio

Retenção de água e excreção renal de sódio – drogas que causam SIADH		
Quimioterápicos	*Anticonvulsivantes*	*Antidepressivos*
Vincristina Vimblastina Ciclofosfamida IV Ifosfamida	Carbamazepina Oxcarbamazepina Valproato de sódio	Inibidores da recaptação da serotonina Tricíclicos

Outras medicações

Anti-inflamatórios não esteroides, inibidores da bomba de próton, metilenodioximetanfetamina (ecstasy), nicotina, desmopressina

SIADH é diagnóstico de exclusão

1. Afastar primeiro: hipotireoidismo, deficiência de glicocorticoide, insuficiência renal
★ Hiponatremia estimula secreção do cortisol
Valores basais de cortisol normais = deficiência adrenal

2. Aumento da excreção fracionada renal da ureia (Fe urato) é marcador em adultos

3. Cisplatina: hiponatremia (43%) associada a hipomagnesemia, hipocalemia, hipocalcemia com excreção renal aumentada de Mg, K e Ca = **necrose tubular**

4. Ciclofosfamida: aumento da ingesta de água para prevenir cistite química e aumento do efeito da vasopressina produzem intoxicação aquosa. Administração de soluções isotônicas previne a hiponatremia

5. Metotrexato em altas doses produz hiponatremia por efeito tóxico nas áreas neurossecretoras da vasopressina e por alteração da distribuição de volume corporal

6. Quimioterapia produz náuseas, que são outro estímulo potente para a secreção da vasopressina

7. Opiáceos: aumento da vasopressina por ação direta, estimulando a secreção, e indireta, por produzir náuseas

8. Germinomas com diabetes *insipidus*: durante o tratamento com carboplatina e ifosfamida, deve ser feita vigilância diária para ajustar a dose do DDAVP e prevenir hiponatremia

9. Lamotrigina potencializa a ação da vasopressina no túbulo renal
Pacientes com diabetes *insipidus* e que recebem lamotrigina necessitam aumentar a dose do DDAVP, o que dificulta muito o controle, contraindicando o uso desse anticonvulsivante

Fontes
1. Berghmans T. Hyponatremia related to medical anticancer treatment. Supp Care Cancer. 1996;4(5):341-350. doi.org/10.1007/Bf01788840.
2. Liamis G, Milionis H, Elisaf M. A review of drug-induced hyponatremia. Am J Kidney Dis. 2008;52(1):144-153. doi.org/10.1053/J.Ajkd.2008.03.004.
3. Afzal S, Wherrett D, Bartels U, Tabori U, Huang A, Stephens D et al. Challenges in management of patients with intracranial germ cell tumor and diabetes insipidus treated with cisplatin and/or ifosfamide based chemotherapy. J Neuro-oncol. 2009;97(3):393-399. doi.org/10.1007/S11060-009-0033-z.
4. Mewasingh L, Aylett S, Kirkham F, Stanhope R. Hyponatraemia associated with lamotrigine in cranial diabetes insipidus. Lancet. 2000;356(9230):656. doi.org/10.1016/S0140-6736(00)02613-1.
5. Rosner MH, Dalkin AC. Electrolyte disorders associated with cancer. Adv Chronic Kidney Dis. 2014;21(1):7-17. doi.org/10.1053/j.ackd.2013.05.005.
6. Cortina G, Hansford JR, Duke T. Central diabetes insipidus and cisplatin-induced renal salt wasting syndrome: a challenging combination. Pediatr Blood Cancer. 2016;63(5):925-927. doi.org/10.1002/pbc.25910.

MECANISMO DA HIPONATREMIA INDUZIDA POR DROGAS

Ações

1. **Central:** ↑ secreção de vasopressina
2. **Túbulo renal:** ↓ ação da vasopressina
3. *Reset osmostat*

Antineoplásicos	Outras drogas	Psicotrópicos
★ Vincristina ★ Vimblastina ★ Cisplatina carboplatina ★ Ciclofosfamida ★ Ifosfamida ★ Melfalano	★ Metotrexato ★ Interferon ★ Levamisol ★ Pentostatina ★ Anticorpos monoclonais	★ Fenotiazídicos ★ Butirofenona ★ Haloperidol

Central e túbulo renal

Antidepressivos		Hipoglicemiantes orais
★ Paroxetina	★ Clozapina ★ Ecstasy ★ Omeprazol ★ Clofibrato	★ Clorpropamida

Central

★ Tramadol	★ Bromocriptina	★ Opiáceos

Túbulo renal

| DDAVP | ★ Anti-inflamatórios **não esteroides**
★ Paracetamol | ★ Venlafaxina
★ Tricíclicos | ★ Lamotrigina |

Trimetoprim-sulfametoxazol (cotrimoxazol): doses altas produzem hipercalemia e hiponatremia com menor frequência nos pacientes com disfunção renal
Hiponatremia leve = perdas contínuas de sódio e aumento da secreção da vasopressina

Reset osmostat: resposta normal do osmorreceptor às mudanças de osmolaridade, mas com limiar da secreção de vasopressina diminuído → a concentração sérica do sódio está abaixo do normal, mas estável porque a excreção de água livre é normal

Tiazídicos: aumento da diurese e da natriurese
Não têm ação na secreção ou na ação da vasopressina
Potentes hiponatrêmicos

Fonte
1. Fenoglio I, Guy C, Beyens MN, Mounier G, Marsille F, Mismetti P. Hyponatrémies d'origine médicamenteuse. À propos d'une série de 54 cas notifiés au centre régional de pharmacovigilance de saint-étienne. Thérapie. 2011;66(2):139-148. doi.org/10.2515/Therapie/2011011.

DROGAS QUE RARAMENTE CAUSAM HIPONATREMIA

Anti-hipertensivos	Antibióticos	Antiarrítmicos	Outros
★ Enzima conversora da angiotensina ★ Anlodipino	★ Trimetoprim--sulfametoxazol ★ Ciprofloxacino ★ Cefoperazona/sulbactam ★ Rifabutina	★ Amiodarona ★ Lorcainida ★ Propafenona	★ Teofilina ★ Inibidores da bomba de prótons ★ Bromocriptina ★ Terlipressina ★ Duloxetina ★ Fluoresceína (angiografia) ★ Bupropiona

PATOLOGIAS QUE APRESENTAM HIPONATREMIA INDUZIDA PELA QUIMIOTERAPIA

Drogas	Vincristina 0,4 mg/kg	Cisplatina 100 mg/m^2 Carboplatina (menos frequente)	Ciclofosfamida 10 mg/kg Ifosfamida 4 a 5 g/m^2 Melfalano 2 mg/kg
Efeito	SIADH	SIADH	SIADH
Mecanismo de ação	★ Ação direta tóxica na neuro-hipófise	★ Perda de sal renal ★ Necrose tubular	★ Ações central e renal

Drogas e patologias

Vincristina: ★ **tumor de** Wilms

Vincristina/cisplatina: ★ glioblastomas, tumores da rinofaringe, retinoblastoma, germinomas (+ ifosfamida)

Vincristina/ciclofosfamida: ★ LLA, LMC, linfoma de Hodgkin, LNH, ★ TMO

Vincristina/cisplatina/ciclofosfamida: ★ neuroblastomas, osteossarcomas, tumores germinativos do ovário

TMO

Fatores de risco: idade < 4 anos, transplante de doador não aparentado, transplante de sangue de cordão, profilaxia de DECH com metilprednisolona
Mecanismo de ação: SIADH – ação central de citocinas (TNF-alfa, IL-6)

Cuidados

Germinomas com diabetes insipidus

Monitorar diariamente a dose de DDAVP e o balanço hídrico
Podem ocorrer grandes variações da osmolaridade e da natremia

Hiperidratação durante a quimioterapia

Contribui para a hiponatremia
Administração de soluções hipotônicas é fator agravante

Vômitos, náuseas e dor

São fatores importantes para o estímulo da secreção da vasopressina

Fontes
1. Berghmans T. Hyponatremia related to medical anticancer treatment. Supp Care Cancer. 1996;4(5):341-350. doi.org/10.1007/Bf01788840.
2. Afzal S, Wherrett D, Bartels U, Tabori U, Huang A, Stephens D et al. Challenges in management of patients with intracranial germ cell tumor and diabetes insipidus treated with cisplatin and/or ifosfamide based chemotherapy. J Neuro-oncol. 2009;97(3):393-399. doi.org/10.1007/S11060-009-0033-z.
3. Kobayashi R, Iguchi A, Nakajima M, Sato T, Yoshida M, Kaneda M et al. Hyponatremia and syndrome of inappropriate antidiuretic hormone secretion complicating stem cell transplantation. Bone Marrow Transplant. 2004;34(11):975-979. doi.org/10.1038/Sj.Bmt.1704688.

DIAGNÓSTICO DIFERENCIAL: DEFICIÊNCIA DE GLICOCORTICOIDE E SIADH

SIADH é diagnóstico de exclusão: investigar função adrenal em todos os pacientes

Cortisol plasmático às 8h00:
< 5 ug/dL = insuficiência adrenal
Entre 5 e 10 ug/dL = suspeita → realizar teste de estímulo
Se cirurgia do SNC ou radioterapia/TBI: realizar o teste somente após 6 semanas

O glicocorticoide inibe a secreção da vasopressina e estimula a excreção renal de água livre
Na deficiência, há aumento da vasopressina e diminuição da excreção de água livre, provocando hiponatremia dilucional

★ Havendo sintomas clínicos de insuficiência adrenal, deve-se priorizar o tratamento com glicocorticoide
★ Pacientes que receberam glicocorticoterapia prolongada: considerar como deficientes em situações de estresse

CSWS (*CEREBRAL SALT WASTING SYNDROME*) - PERDA DE SAL CEREBRAL

Definição

Hiponatremia com hipovolemia e aumento da natriurese
Sódio urinário > 25 mEq/L

Etiologia

* Neurocirurgias: geralmente após 10 dias
* Hemorragia subaracnoidea
* Acidente vascular cerebral
* Meningite

Fisiopatologia

SNC → diminuição do estímulo do sistema simpático aos rins

Diminuição do estímulo simpático do SNC aos rins	*Aumento dos fatores natriuréticos (peptídeos atrial e cerebral)*
1. Diminuição da reabsorção proximal de urato 2. Diminuição da reabsorção proximal do sódio: aumento da liberação distal 3. Diminuição da atividade da renina: diminuição da aldosterona	1. Efeito sinérgico diminuindo o estímulo simpático 2. Diminuição da reabsorção do sódio no túbulo coletor intramedular 3. Diminuição da atividade da renina: diminuição da aldosterona

Resultados

* Hipourecemia
* Natriurese sem perda de potássio → diminuição da volemia → aumento da vasopressina → aumento da concentração da urina → hiponatremia

Pacientes com hemorragia subaracnoidea

A hipertensão intracraniana estimularia a liberação dos fatores natriuréticos, que, em razão de levar à diminuição de volume e de seu efeito vasodilatador, teriam efeito protetor, diminuindo a HIC e diminuindo a vasoconstrição

DIAGNÓSTICO DIFERENCIAL: SIADH E CSW

Difícil: a principal diferença é a **volemia**

Estado	SIADH	CSWS
Volume	**Euvolemia**	**Hipovolemia**
Diurese	Baixa	Alta
Pressão venosa central	Normal	Baixa
Ureia/creatinina	Baixa/normal	Alta
Ácido úrico plasmático	Baixo	Baixo/normal

Excreção fracionada de ácido úrico (adultos)	> 12%	< 8%
Osmolaridade plasmática	Diminuída	Diminuída
Sódio urinário (mmol/L)	> 20 mEq/L	> 20 mEq/L
Atividade plasmática renina-aldosterona	Baixa	Alta
Correção da natremia 1. Albumina 2. Bicarbonato 2. Hematócrito	Normais	Aumentada Aumentado Aumentado
Sinais de desidratação	Ausentes	Mucosas secas Taquicardia Hipotensão postural Perda de peso

1. Concentração urinária de sódio pode ser < 20 mEq/L e FeNa < 0,5, se houver restrição de sódio na dieta
2. Atividade da renina pode ser suprimida por ingesta alta de sódio
3. A fração urinária e os níveis séricos de ácido úrico normalizam-se na SIADH após correção da natremia e continuam anormais na CSWS
4. Hipourecemia com aumento da excreção da fração do urato é comum nas doenças do SNC

TRATAMENTO DA HIPONATREMIA CRÔNICA

Drogas antagonistas da vasopressina no rim (pouca experiência em idade pediátrica)

Droga	Administração	Dose	Efeitos colaterais	Controles do Na	Indicações aprovadas
Conivaptan	IV	Bolus 20 mg 20 a 40 mg/dia	Cefaleia Sede Hipocalemia	A cada 6 h ↑ Inadequado: < 5 mEq/L Excessivo: 10 a 12 mEq/L	Hiponatremias euvolêmica e hipovolêmica
Tolvaptan	VO Não restringir líquidos	7,5 a 15 mg/1° dia Na < 125 mEq/L: continuar até 30 a 60 mg/dia	Boca seca Sede Tontura Náuseas Hipotensão ortostática Aumento da frequência da diurese	Na < 135 mEq/L após 24 h: aumentar até 30 a 60 mg	Hiponatremias euvolêmica e hipovolêmica Na Europa, só para euvolêmicas

Fonte
1. Verbalis JG. Euvolemic hyponatremia secondary to the syndrome of inappropriate antidiuresis. In: Peri A, Thompson CJ, Verbalis JG (eds). Disorders of fluid and electrolyte metabolism. Focus on hyponatremia. Front Horm Res. Bsel, Karger. 2019;52:61-79. doi.org/10.1159/000493238.

2. HIPERNATREMIA

DEFINIÇÃO

Na sérico > 145 mEq/L

ETIOLOGIA

1. Perda de água

Renal	Gastrintestinal	Perdas insensíveis
1. Diabetes *insipidus* central 2. Diabetes *insipidus* nefrogênico 3. Tubulopatia 4. Diuréticos 5. Hiperglicemia	1. Diarreia osmótica 2. Gastroenterite 3. Colostomia/ileostomia 4. Má absorção 5. Vômitos	1. Febre 2. Temperatura alta do ambiente 3. Exercício 4. Queimaduras 5. Doença respiratória

2. Ingesta de água diminuída

Doenças neurológicas Alterações do hipotálamo (adipsia)	Restrição de líquidos Acesso restrito de líquidos	Aleitamento materno (RN de 3 a 5 dias de vida): perda de peso > 7% ou icterícia = sinais de alerta

3. Administração excessiva de sódio

Cloreto de sódio hipertônico	Sangue	Ingestão de sódio/dieta hipersódica

Fonte
1. Moritz ML, Ayus JC. Disorders of water metabolism in children. Pediatr Rev. 2002;23(11):371. Pmid: 12415016.

PATOGENIA

Hipernatremia aguda → falta de adaptação cerebral → desidratação cerebral com contração celular: ↓ volume cerebral

Separação física do cérebro e meninges → ruptura vascular → hemorragias intracraniana e cerebral

Trombose do seio venoso → infarto cerebral

Desmielinização, principalmente se houver insuficiência hepática associada

Fontes
1. Lee JH, Arcinue E, Ross BD. Organic osmolytes in the brain of an infant with hypernatremia. N Engl J Med. 1994;331(7):439-442. doi.org/10.1056/Nejm199408183310704.
2. Loh JA, Verbalis JG. Disorders of water and salt metabolism associated with pituitary disease. Endocrinol Metabol Clin N Am. 2008;37(1):213-234. doi.org/10.1016/J.Ecl.2007.10.008.

SINTOMAS

Agitação, irritabilidade → letargia → apatia → coma
Hipertonia, rigidez da nuca, Hiper-reflexia, mioclonia, tremores de extremidades, coreia
Hiperglicemia
Rabdomiólise

DIAGNÓSTICO

Anamnese: doença de base, medicações, dieta

Exame clínico: febre, sinais de desidratação, sinais neurológicos

Balanço hídrico
Osmolaridade urinária: < 800 mOsm/kg + hipernatremia = defeito de concentração renal, porque a hipernatremia é o principal estímulo para a liberação da vasopressina

TRATAMENTO

Correção da natremia e da volemia

Etiologia	Tratamento
Perda de água e sódio (gastroenterite)	NaCl 0,45% em soro glicosado 5%
Perda primária de água (aleitamento materno insuficiente)	NaCl 0,2% em soro glicosado 5%
Diabetes *insipidus* nefrogênico	NaCl 0,1% em glicose a 2,5% – tratamento agudo
Diabetes *insipidus* central	DDAVP
Ingesta excessiva de sódio	Soro glicosado 5% Diuréticos Diálise
Adipsia	Ingesta obrigatória de água

Cálculo da quantidade mínima de líquidos para corrigir a natremia

★ Déficit de água livre (mL) = 4 mL × peso (kg) × (mudança desejada do sódio sérico mEq/L)
Monitorar eletrólitos a cada 2 horas, até estabilizar
400 mL de glicose diluída em SF ao ½ = 200 mL de água livre
Correção deve ser lenta para evitar edema cerebral: 1 mEq/L/h ou 15 mEq/L em 24 horas

Hipernatremia grave: sódio > 170 mEq/L
O sódio não pode ser corrigido abaixo de 150 mEq/L nas primeiras 48 a 72 horas

Durante a correção da natremia, convulsões são sinal de edema cerebral
Nesse caso, diminuir a velocidade de correção ou aumentar o sódio em poucos mEq

Os pacientes com hipernatremia aguda e reposição de água VO corrigem a natremia mais rapidamente, sem apresentar convulsões
Administrar água VO logo que possível

Fonte
1. Goff DA, Higinio V, Serwint JR. Hypernatremia. Pediatr Rev. 2009;30(10):412-413. doi.org/10.1542/Pir.30-10-412.

3. ADIPSIA

SINTOMAS

Falta de sensação de sede
Pode coexistir com diabetes *insipidus*, dificultando mais o tratamento

PATOGENIA

Deficiência da vasopressina → falta de resposta à hiperosmolaridade e à hipovolemia, hipotensão e ausência de sede → **desidratação e hipernatremia**

ETIOLOGIA

Lesões do hipotálamo com alterações dos osmorreceptores, geralmente no pós-operatório de pacientes com tumores do SNC (craniofaringeomas, principalmente)
Importante monitorar a sensação de sede em todo paciente operado do SNC

Fonte
1. Weitzman RE, Kleeman CR. The clinical physiology of water metabolism. Part I: the physiologic regulation of arginine vasopressin secretion and thirst. West J Med. 1979;131(5):373.

DIAGNÓSTICO BIOQUÍMICO

Sódio sérico: > 150 mEq/L
Osmolaridade plasmática > 310 mOsm/kg

TRATAMENTO

Ingesta obrigatória de água para prevenção da hipernatremia em pacientes com adipsia e diabetes *insipidus* central
Estabelecer uma quantidade fixa mínima de ingesta líquida de acordo com o peso do paciente hidratado e com natremia normal

Deve ser feito com o paciente internado

Avaliações durante o tratamento
Controle diário ⋆ Peso ⋆ Sódio sérico, ajustando as doses do DDAVP para manter o balanço hídrico normal
1. Definir um peso-alvo (kg) Paciente está hidratado e com sódio sérico normal
2. Fixar uma diurese de 1,5 a 2 litros/24 horas Pode ser necessário usar DDAVP
3. Determinar um volume obrigatório de ingesta de água: 1,5 litro/24 horas
4. Pesar diariamente
5. Ingesta de água diária = volume obrigatório (litro) + (peso-alvo − peso diário) 1 litro = 1 kg ⋆ Exemplo: perda de peso de 1 kg em 24 horas = repor 1 litro ⋆ Se o volume obrigatório era 1,5 litro, repor 2,5 litros
6. Dosar sódio sérico diariamente e, depois, semanalmente
7. Educar a família para o controle do balanço hídrico Monitoramento é necessário e importante, principalmente quando houver alterações da função cognitiva

Fontes
1. Ball SG, Vaidja B, Baylis PH. Hypothalamic adipsic syndrome: diagnosis and management. Clin Endocrinol. 1997 Oct;47(4):405-409.
2. Di Iorgi N, Morana G, Napoli F, Allegri AEM, Rossi A, Maghnie M. Management of diabetes insipidus and adipsia in the child. Best Pract Res Clin Endocrinol Metabol. 2015;29(3):415-436. doi.org/10.1016/J.Beem.2015.04.013.

4. DIABETES *INSIPIDUS* CENTRAL DE ETIOLOGIA TUMORAL

DEFINIÇÃO
Deficiência do hormônio antidiurético (vasopressina)

ETIOLOGIA
1. Tumores em região do hipotálamo
Lesão dos núcleos supraóptico e paraventricular Craniofaringeomas Germinomas Astrocitomas Gliomas

2. Infiltração da haste da pituitária

Germinomas
Histiocitose das células de Langerhans
LLA
Linfomas

Craniofaringeomas: 10 a 17%
Germinomas: 82% apresentam diabetes *insipidus*

Fontes
1. Baylis PH, Cheetham T. Diabetes insipidus. Arch Dis Child. 1998;79(1):84-89. doi.org/10.1136/adc.79.1.84.
2. Maghnie M. Diabetes insipidus. Horm Res Paediatr. 2003;59(1):42-54. doi.org/10.1159/000067844.
3. Ghirardello S, Malattia C, Scagnelli P, Maghnie M. Current perspective on the pathogenesis of central diabetes insipidus. J Pediatr Endocrinol Metabol. 2005;18(7):631-646.
4. Di Iorgi N, Napoli F, Allegri AEM, Olivieri I, Bertelli E, Gallizia A et al. Diabetes insipidus-diagnosis and management. Horm Res Paediatr. 2012;77(2):69-84. doi.org/10.1159/000336333.

SINTOMATOLOGIA

★ Enurese pode ser a primeira manifestação

★ Poliúria, polidipsia

★ Vômitos, náuseas, irritabilidade, desidratação

★ Cefaleia, vômitos matutinos, alterações visuais nos tumores centrais (HIC)

★ Otites de repetição, lesões cutâneas, dores ósseas e na calota craniana → ★ histiocitose
★ 10 a 50% dos pacientes apresentam diabetes *insipidus* como primeira manifestação da doença

★ Se houver insuficiência adrenal concomitante, o diabetes *insipidus* pode ser mascarado porque o glicocorticoide é necessário para a excreção de água livre
★ No hipotireoidismo central pode ocorrer diminuição da excreção de água livre por redução da filtração glomerular

DIAGNÓSTICO

História e avaliação clínicas: peso, estatura, IMC, SC, FC, PA, estádio puberal de Tanner, curva de crescimento

CALCULAR DIURESE DE 24 HORAS

> 2 litros/m²/24 horas

Idade	mL/kg/24 horas	mL/kg/h
RN	150	> 6
Até 2 anos	100 a 110	> 4
> 2 anos	40 a 50	> 4

Diante de etiologia central tumoral, não são realizados os testes de privação aquosa e estímulo do DDAVP necessários para o diagnóstico diferencial de diabetes *insipidus* central, nefrogênico e psicogênico

EXAMES

1. Bioquímicos

Glicose, ureia, creatinina e eletrólitos

Glicemia: 70 a 90 mg/dL
Sódio: > 143 a 145 mEq/L
Osmolaridade plasmática: > 295 mOsm/kg H_2O
Osmolaridade urinária: < 300 mOsm/kg H_2O
Osmolaridade urinária/osmolaridade plasmática: < 1
Densidade urinária: < 1005

Cálculo da osmolaridade plasmática:
osmolaridade = 2 [Na] + glicose (mg/dL) ÷ 18 + ureia (mg/dL) ÷ 2,8

2. Dosagens hormonais

IGF1, T4 livre, TSH, cortisol às 8h00 ou 9h00
Copetina, se disponível

No hipotireoidismo central, o TSH pode ser normal, discordando dos valores baixos do T4 livre

3. Marcadores tumorais

Séricos e no liquor
★ Alfafetoproteína
★ β-HCG
★ Fosfatase alcalina placentária

Podem ser normais ao diagnóstico

Imagem

★ *A. RX de crânio*

★ Alargamento da sela túrcica com erosão das clinoides e calcificações selares e suprasselares = **craniofaringeomas**
★ Lesões osteolíticas na calota craniana
Histiocitose

★ *B. RNM de crânio com contraste: padrão-ouro*

T1 e T2
Localiza o tumor
Regiões selar e suprasselar: craniofaringeoma
Pineal: germinoma
Permite delimitar as estruturas envolvidas: quiasma óptico

Avalia
* **1. Volume da pituitária:**
Diminuição do volume → causa inflamatória/autoimune
Aumento do volume → craniofaringeoma
* **2. Espessura da haste:** > 2 mm no meio do talo e > 3 mm ao nível da eminência média são achados anormais
Espessura aumentada:
* **Histiocitose (50 a 70%)**
* **Germinomas**

C. RNM de corpo inteiro + 18FDG-PET: na suspeita de histiocitose

OBS.:

Espessamento da haste ≥ 6,5 mm é indicativo de biópsia

1. Na hipofisite autoimune, a pituitária está diminuída de volume
Volume da pituitária normal e espessamento da haste com diagnóstico de infiltração linfocitária no resultado da biópsia: provável **germinoma**, mesmo com marcadores negativos → acompanhar evolução
RNM a cada 3 meses

2. Deficiências hormonais concomitantes
* **GH:** em 60% dos pacientes
* **Múltiplas:** 30 a 50% dos pacientes

Idade óssea: atrasada e para seguimento

Fontes
1. Mootha SL, Barkovich AJ, Grumbach MM, Edwards MS, Gitelman SE, Kaplan SL. Idiopathic hypothalamic diabetes insipidus, pituitary stalk thickening, and the occult intracranial germinoma in children and adolescents. J Clin Endocrinol Metabol. 1997;82(5):1362-1367. doi.org/10.1210/Jcem.82.5.3955.
2. Czernichow P, Garel C, Léger J. Thickened pituitary stalk on magnetic resonance imaging in children with central diabetes insipidus. Horm Res Paediatr. 2000;53(3):61-64. doi.org/10.1159/000023536.
3. Maghnie M, Cosi G, Genovese E, Manca-Bitti ML, Cohen A, Zecca S et al. Central diabetes insipidus in children and young adults. N Engl J Med. 2000;343(14):998-1007. doi.org/10.1056/Nejm200010053431403.
4. Di Iorgi N, Morana G, Napoli F, Allegri AEM, Rossi A, Maghnie M. Management of diabetes insipidus and adipsia in the child. Best Pract Res Clin Endocrinol Metabol. 2015;29(3):415-436. doi.org/10.1016/J.Beem.2015.04.013.
5. Schaefers J, Cools M, De Waele K, Gies I, Beauloye V, Lysy P et al. Clinical presentation and outcome of children with central diabetes insipidus associated with a self-limited or transient pituitary stalk thickening, diagnosed as infundibuloneurohypophysitis. Clin Endocrinol. 2017;87(2):171-176. doi.org/10.1111/Cen.13362.
6. Refardt J, Winzeler B, Christ-Crain M. Copeptin and its role in the diagnosis of diabetes insipidus and the syndrome of inappropriate antidiuresis. Clin Endocrinol. 2019;91(1):22-32. doi.org/10.1111/Cen.13991.

TRATAMENTO - DDAVP (ACETATO DE DESMOPRESSINA)

Ação máxima	Meia-vida	Duração do efeito
40 a 50 minutos	3 a 5 horas	6 a 24 horas

* **Via intranasal:** 20 vezes mais potente que a VO
* Sempre começar com uma dose baixa e ir ajustando de acordo com o balanço hídrico
* Não há correspondência entre a dose oral e a intranasal

POSOLOGIA				
Idades	Oral 1 a 3x	Intranasal 1 a 2x	Sublingual 1 a 3x	SC/IM 1x
RN	1 a 4 mcg	0,1 a 0,5 mcg	-	0,1 mcg
1 mês a 2 anos incompletos	10 mcg	2,5 a 5 mcg	-	0,4 mcg
2 a 12 anos incompletos	50 mcg	5 a 20 mcg	30 a 60 mcg	0,4 mcg
12 a 18 anos	100 mcg	10 a 20 mcg	30 a 60 mcg	1 a 4 mg

Apresentações do acetato de desmopressina:
Comprimidos de 0,1 e 0,2 mg
Spray **nasal: 0,1 mg/1 mL**
Injetável: 4 mcg/1 mL

Fontes
1. Rizzo V, Albanese A, Stanhope R. Morbidity and mortality associated with vasopressin replacement therapy in children. J Pediatr Endocrinol Metabol. 2001;14(7):861-868. doi.org/10.1515/jpem.2001.14.7.861.
2. Ooi HL, Maguire AM, Ambler GR. Desmopressin administration in children with central diabetes insipidus: a retrospective review. J Pediatr Endocrinol Metabol. 2013;26(11-12):1047-1052. doi.org/10.1515/Jpem-2013-0078.
3. Oureshi S, Galiveeti S, Bichet DG, Roth J. Diabetes insipidus: celebrating a century of vasopressin therapy. Endocrinol. 2014;155(12):4605-4621. doi.org/10.1210/En.2014-1385.
4. Albanese A, Braha N. Endocrine therapies: central diabetes insipidus. Holterhus PM (ed). Auflage, Heidelberg: Biomedpark, 2016.

8 ALTERAÇÕES DO METABOLISMO DO CÁLCIO

1. HIPOCALCEMIA

DEFINIÇÃO

Cálcio sérico
< 8,6 mg/dL assintomáticos
< 7 mg/dL sintomáticos
Cálcio iônico < 1,15 mmol/L

Cálcio corrigido = 0,8 x (albumina normal – albumina do paciente) + cálcio sérico

ETIOLOGIA

Pós-cirurgia
* Hipoparatireoidismo
* Transitório
* Permanente

* Tireoidectomia total

Quimioterapia
* Secundária à hipomagnesemia

* Cisplatina
* Ciclosporina
* Tacrolimo

SINTOMAS

Câimbras
Parestesia perioral e de extremidades, cansaço
Hiper-reflexia
Sinal de Trousseau positivo (espasmo carpal) após 3 minutos de pressão oclusiva com manguito de pressão
Arritmia cardíaca (alargamento do intervalo QT)

ICC refratária
Alteração do estado mental
Laringoespasmo
Convulsão

EXAMES

Pré-cirurgia (tireoidectomia)
Coleta 5 minutos e 1 hora após tireoidectomia
Cálcio total, cálcio ionizado, PTH

1. Diagnóstico da hipocalcemia
Cálcio sérico < 8 mg/dL/L
Cálcio ionizado < 0,8 mmol/L
Considerada sintomática se apresentar pelo menos um sinal clínico
2. PTH ≤ 14 pg/mL, uma hora após a tireoidectomia, prevê a hipocalcemia
Se > 14 e < 20 pg/mL, repetir após 6 horas
Se ≥ 20 pg/mL, há pouca probabilidade de desenvolver hipocalcemia

Monitorar calcemia a cada 6 horas
ECG com monitorização contínua

A hipocalcemia é transitória na maioria dos pacientes, com normalização progressiva em 2 a 6 meses

Fontes
1. Walker Harris V, Jan De Beur S. Postoperative hypoparathyroidism: medical and surgical therapeutic options. Thyroid. 2009;19(9):967-973. doi.org/10.1089/Thy.2008.0306.
2. Vanderlei FAB, Vieira JGH, Hojaij FC, Cervantes O, Kunii IS, Ohe MN et al. Parathyroid hormone: an early predictor of symptomatic hypocalcemia after total thyroidectomy. Arq Bras Endocrinol Metabol. 2012;56(3):168-172. doi.irg/10.1590/S0004-27302012000300003.
3. Freire AV, Ropelato MG, Ballerini MG, Acha O, Bergadá I, De Papendieck LG et al. Predicting hypocalcemia after thyroidectomy in children. Surgery. 2014;156(1):130-136. doi.org/10.1016/J.Surg.2014.02.016.
4. Di Maio S, Soliman AT, De Sanctis V, Kattamis C. Current treatment of hypoparathyroidism: theory versus reality waiting guidelines for children and adolescents. Acta Biomed. 2018;89(1):122-131. doi.org/10.23750/Abm.V89i1.7118.

TRATAMENTO AGUDO

Ver Parte IV "Emergências".

TRATAMENTO CRÔNICO

Objetivos

Manter calcemia no limite inferior do normal (8 a 8,5 mg/dL)
Fósforo no limite superior do normal
Calciúria de 24 horas < 7,5 mmol/dL (hipercalciúria se > 4 mg/kg/24h)
Produto do cálcio-fósforo < 55 mg/dL (4,4 mmol/L)

Suplementação de cálcio

30 a 75 mg de cálcio/kg/dia fracionados
Carbonato de cálcio: 40% de cálcio elementar
Citrato de cálcio: 21% de cálcio elementar
1.250 mg de carbonato de cálcio contém 500 mg de cálcio elementar
Melhor absorção em pequenas doses nas refeições

Vitamina D
1,25-di-hidroxivitamina D3 (calcitriol)

Crianças e adolescentes: 0,02 a 0,06 ug/kg/dia
Adultos: 0,25 a 0,5 ug/dia, 2 vezes/dia; até 0,5 ug, 4 vezes/dia
Vantagem: ação rápida → efeito dura 1,5 dia após suspender o tratamento → menor risco de hipercalcemia prolongada

Monitorar cálcio, fósforo, creatinina, 1 a 3 semanas após o tratamento até estabilizar
Depois, a cada 3 meses, se a calcemia for normal com a retirada do suplemento por 7 dias

Pacientes com hipoparatireoidismo permanente: monitorar cálcio, fósforo, creatinina e calciúria a cada 6 a 12 meses

Fonte
1. Woodward G. Management of hypoparathyroidism: summary statement and guidelines. Ann Clin Biochem. 2016;53(4):518-518. doi.org/10.1177/0004563216648249.

2. HIPERCALCEMIA

DEFINIÇÃO

Cálcio sérico > 12 mg/dL

VALORES NORMAIS DO CÁLCIO SÉRICO DE ACORDO COM A IDADE

Idade (anos)	Cálcio total (mg/dL)
0 a 0,25	8,8 a 11,3
1 a 5	10,8 a 11,3
6 a 12	9,4 a 10,3

Fonte
Lietman SA, Germain-Lee EL, Levine MA. Hypercalcemia in children and adolescents. Curr Opin Pediatr. 2010;22(4):508-515. doi.org/10.1097/Mop.0b013e32833b7c23.

DIAGNÓSTICO	
Cálcio sérico	
> 12,02 mg/dL	
PTH	
Normal/baixo	*Aumentado*
Intoxicação por vitamina D ≥ 2.000 a 4.000 UI/dia	**Adenomas das paratireoides** Valores > 3 vezes o normal = suspeita de carcinoma
Fósforo	
Diminuído	*Aumentado*
Hiperparatireoidismo primário	**Intoxicação por vitamina D**
Atividade tumoral por aumento de fatores que ativam a reabsorção óssea pelos osteoclastos	Atividade tumoral osteolítica
Fração urinária de cálcio	
> 0,01	
Fosfatase alcalina	
Aumentada quando há envolvimento ósseo > 285 UI nos carcinomas	

ETIOLOGIA	
< 1% cânceres: osteólise	**Endocrinopatias**
★ LLA ★ Linfoma ★ Mieloma ★ Neuroblastoma ★ Tumores de ovário ★ Hepatoblastoma ★ Carcinoma hepatocelular ★ Rabdomiossarcoma ★ Disgerminomas ★ Tumores do SNC	★ Insuficiência adrenal ★ Hipertireoidismo ★ Adenomas/carcinomas das paratireoides ★ MEN 1/MEN 2A ★ Efeito tardio da radioterapia
Adenoma das paratireoides: 74 a 88% ocorre na idade puberal > 10 anos	

Síndrome do hiperparatireoidismo-tumor da mandíbula (HPT-JT)
Autossômica dominante → mutação do gene CDC73
Carcinoma das paratireoides (86%) e fibromas da mandíbula (15%)
Alterações renais (25 a 50%) e câncer de útero (75%)

Fontes
1. Christmas TJ, Chapple CR, Noble JG, Milroy EJG, Cowie AGA. . Hyperparathyroidism after neck irradiation. Brit J Surg. 1988;75(9):873-874. doi.org/10.1002/Bjs.1800750914.
2. Davidson JT, Lam CG, Mcgee RB, Bahrami A, Diaz-Thomas A. Parathyroid cancer in the pediatric patient. J Ped Hematol/Oncol. 2016;38(1):32-37. doi.org/10.1097/Mph.0000000000000443.

SINTOMAS

Poliúria, polidipsia, desidratação

Náusea, vômitos, diarreia, dor abdominal

Cansaço, cefaleia, depressão, irritabilidade, tonturas

Dores articulares

Nefrocalcinose

Pancreatite aguda

Massa palpável, linfonodos e rouquidão sugerem comprometimento das paratireoides

Fonte
1. Kollars J, Zarroug AE, Van Heerden J, Lteif A, Stavlo P, Suarez L et al. Primary hyperparathyroidism in pediatric patients. Pediatr. 2005;115(4):974-980. doi.org/10.1542/Peds.2004-0804.

EXAMES DE IMAGEM

USG das paratireoides
Tumores < 3 cm geralmente são benignos
USG abdome total
USG renal e de vias urinárias
RNM
PET/CT-18F-FDG (estadiamento)

Tumores das paratireoides: o tratamento é cirúrgico

Ressecção em bloco com o lobo da tireoide ipsilateral

1. TRATAMENTO AGUDO

Ver Parte IV "Emergências".

9 ALTERAÇÕES ENDOCRINOLÓGICAS POR IMUNOTERAPIA: INIBIDORES DE *CHECKPOINTS*

Há poucos estudos publicados sobre a toxicidade em idade pediátrica.

CONCEITOS

Para evitar a autoimunidade durante a resposta imunológica, há um processo conhecido como **tolerância periférica**, que consiste na regulação da ativação das células T
Essa regulação é feita por diferentes vias em vários pontos do sistema imunológico

As células neoplásicas têm capacidade de escapar desse mecanismo de tolerância periférica e, por não serem reconhecidas pelas células T, apresentam proliferação descontrolada

Os principais responsáveis por preservar a autoimunidade são os inibidores de pontos-alvo:
* **CTLA4: Cytotoxic T-Lymphocyte-associated Antigen 4**
* **PD-1: Programmed Death 1 e seus ligantes PD-L1/PD-L2**

São pontos-alvo de regulação negativa das células T
A inibição desses pontos-alvo aumenta a ativação do sistema imunológico, sendo o princípio da imunoterapia dos anticorpos monoclonais

DEFINIÇÃO

Inibidores de pontos-alvo são drogas que atuam nos receptores inibitórios das células T, restaurando a resposta imunológica para inibir o crescimento tumoral

Duas classes de anticorpos:
1. Antiantígeno T citotóxico **CTLA-4**
2. Antiantígeno de morte programada **PD-1 e PD-L1**

Por atuarem no sistema imunológico, também provocam reações autoimunes no fígado e em distintos aparelhos: pulmonar, gastrintestinal, dermatológico e, principalmente, **endócrino**

Fontes
1. Fife BT, Bluestone JA. Control of peripheral t-cell tolerance and autoimmunity via the CTLA-4 and PD-1 pathways. Immunol Rev. 2008;224(1):166-182. doi.org/10.1111/J.1600-065x.2008.00662.X.
2. Ribas A. Tumor immunotherapy directed at PD-1. N Engl J Med. 2012;366(26):2517-2519. doi.org/10.1056/Nejme1205943.
3. Ruggeri RM, Campennì A, Giuffrida G, Trimboli P, Giovanella L, Trimarchi F et al. Endocrine and metabolic adverse effects of immune checkpoint inhibitors: an overview (what endocrinologists should know). J Endocrinol Invest. 2018;42:745-756. doi.org/10.1007/S40618-018-0984-z.

DIFERENÇAS ENTRE CTLA-4 E PD-1/PD-L1/PD-L2

CTLA-4	PD-1/PD-L1/PD-L2
Atua na **fase inicial** da resposta imunológica	Atua na **resposta efetora** dos linfócitos ativados
Local: tecidos linfoides Linfonodos e baço	**Local**: tecidos periféricos
Expresso pelas células T	Expresso pelas células T e outras células imunes **PD-L1**: expresso em diferentes tipos de tumores Em tecidos ★ não hematopoiéticos e ★ não linfoides e nos leucócitos ★ Pode ser induzido nos tecidos parenquimatosos por citocinas inflamatórias **Pior prognóstico** **PD-L2**: células dendríticas, monócitos
Expresso pelos antígenos celulares	Expresso pelos antígenos e por outras células, inclusive tumorais
Menor envolvimento nos mecanismos de sinalização das células T	Maior envolvimento na sinalização das células T
Afeta o funcionamento da célula T reguladora (Trg)	Não se conhece o efeito na Trg

PD-1: maior afinidade pelo PD-L2, dando diferentes respostas

Fonte
1. Buchbinder EI, Desai A. CTLA-4 and PD-1 pathways. Am J Clin Oncol. 2016;39(1):98-106. doi.org/10.1097/Coc.0000000000000239.

1. ANTICORPOS MONOCLONAIS

ANTI-CTLA-4	ANTI-PD-1	ANTI-PD-L1
Ipilimumabe	Nivolumabe Pembrolizumabe	Atezolizumabe Avelumabe Durvalumabe
Hipofisite	Hipo/hipertireoidismo Diabetes *mellitus* 1	Hipo/hipertireoidismo

DROGAS	PATOLOGIAS	EFEITOS
Nivolumabe	Hodgkin/SNC	Tireoide/diabetes
Ipilimumabe	SNC	Hipofisite
Blinatumomabe	LLA	
	Neuroblastoma	
Anti-CTLA-4 + PD-1		Insuficiência adrenal Diabetes *mellitus*

Anti-CTLA-4: hipofisite é mais frequente (13%) 9 semanas após **ipilimumabe**
Anti-PD-1/PD-L1: disfunção da tireoide e diabetes *mellitus* 1 são mais frequentes
Insuficiência adrenal primária é menos frequente e igual para os dois inibidores

★ **A alteração inicial mais frequente na hipofisite é a diminuição do ACTH: insuficiência adrenal central**

2. EFEITOS DO TRATAMENTO

A. ANTI-PD-1 – NIVOLUMABE

★ Hipotireoidismo primário: 45,3%
★ O tempo de aparecimento é variável
★ Alterações foram descritas após 3 anos
★ Geralmente irreversível
↓ T4 livre e ↑ TSH

★ Tireotoxicose: 24,5%
★ Evolui para hipotireoidismo (30,2%)
★ Pode ser observada logo no primeiro mês ou nos meses seguintes
↑ T4 livre e ↓ TSH

No ambulatório de neuro-oncologia do Hospital Infantojuvenil de Barretos, SP, houve a oportunidade de se observar diminuição importante do T4 livre e aumento significativo do TSH e da tireoglobulina, com imagem à USG de padrão de tireoidite, em uma paciente de 5 anos de idade com glioma difuso de tronco após 22 meses de tratamento. Houve boa resposta ao tratamento com levotiroxina.

Tratamento

Hipotireoidismo: levotiroxina
Hipertireoidismo: betabloqueador, metimazol

* Estudos mostraram maior sobrevida dos pacientes que apresentaram anticorpos antitireoide positivos
* Essa resposta poderia demonstrar maior efeito da imunoterapia
* Poderia ser um marcador do tratamento

Fontes
1. Wainstein AJ, Calabrich A, Melo ACD, Buzaid AC, Katz A, Anjos CAD. Brazilian guidelines for the management of immune-related adverse events associated with checkpoint inhibitors. Braz J Oncol. 2017;13(43):1-15.
2. Nogueira E, Newsom-Davis T, Morganstein DL. Immunotherapy-induced endocrinopathies: assessment, management and monitoring. Ther Adv Endocrinol Metabol. 2019;10:204201881989618. doi.org/10.1177/2042018819896182.
3. Presotto EM, Rastrelli G, Desideri I, Scotti V, Gunnella S, Pimpinelli N et al. Endocrine toxicity in cancer patients treated with nivolumab or pembrolizumab: results of a large multicentre study. J Endocrinol Invest. 2020;43:337-345. doi.org/10.1007/S40618-019-01112-8.

B. ANTI-CTLA-4 - IPILIMUMABE

Hipofisite

Após várias semanas a meses (13% após 9 meses)
* A alteração inicial mais frequente é a diminuição do ACTH
Pode ser permanente

Alteração hormonal	Sintomas	Diagnóstico por imagem
↓ TSH, ACTH, LH, FSH Raramente ↓ GH e prolactina Diabetes *insipidus* extremamente raro	Cefaleia Cansaço, náusea, anorexia Sem/com alterações visuais	**RNM:** aumento difuso da pituitária

Tratamento

Reposição hormonal
Prednisona/metilprednisolona nos casos graves

Fonte
1. Joshi M, Whitelaw BC, Palomar MTP, Wu Y, Carroll PV. Immune checkpoint inhibitor-related hypophysitis and endocrine dysfunction: clinical review. Clin Endocrinol. 2016;85(3):331-339. doi.org/10.1111/Cen.13063.

CLASSIFICAÇÃO DAS DISFUNÇÕES HORMONAIS DE ACORDO COM A GRAVIDADE

Graus	Sintomas	Conduta
1	Assintomático, leves	Observação clínica
2	Leves	Intervenção mínima invasiva
3	Graves, limitando o próprio cuidado	Hospitalização Insulinoterapia (diabetes *mellitus*)
4	Risco de morte	Intervenção urgente
5: óbito		

* **Imunoterapia:**
* **Pode ser mantida nos graus 1 a 2**
* **Suspender nos graus 3 a 4**
* **Reposição hormonal nos graus 2 a 4**

Fonte
1. Chang LS, Barroso-Sousa R, Tolaney SM, Hodi FS, Kaiser UB, Min L. Endocrine toxicity of cancer immunotherapy targeting immune checkpoints. Endocr Rev. 2018;40(1):17-65. doi.org/10.1210/Er.2018-00006.

3. AVALIAÇÕES ANTES E DURANTE O TRATAMENTO

AVALIAR O PERFIL HORMONAL

Antes de iniciar o tratamento, após 4 e 6 semanas e antes de cada ciclo do tratamento
* IGF1
* T4 livre, TSH, tireoglobulina, AcTg e antitireoperoxidase
* Cortisol, ACTH
* LH, FSH, E2, testosterona, prolactina, se em idade puberal
* Eletrólitos e glicemia

AVALIAÇÃO CLÍNICA ANTES DE CADA ADMINISTRAÇÃO DA DROGA

Fadiga, cansaço, **cefaleia**, tonturas, alterações visuais, diarreia, taquicardia, tremores, hipotensão arterial, hipoglicemia, hiponatremia

EXAMES DE IMAGEM

1. RNM da pituitária
* Se houver suspeita de efeito de massa e se os outros exames estiverem anormais
* Aumento da pituitária de grau variável
* Alteração da imagem pode preceder os sintomas em 50% dos casos
* Espessamento do talo
* Alguns casos apresentam imagem normal

2. USG da tireoide: se houver disfunção da tireoide

Fonte
1. Del Rivero J, Cordes LM, Klubo-Gwiezdzinska J, Madan RA, Nieman, LK, Gulley JL. Endocrine-related adverse events related to immune checkpoint inhibitors: proposed algorithms for management. Oncologist. 2020;25(4):290-300. doi.org/10.1634/Theoncologist.2018-0470.

4. NOÇÕES GERAIS PARA O DIAGNÓSTICO E O TRATAMENTO

* Avaliar funções hormonais antes de iniciar o tratamento e após 4 semanas
* Monitorar sintomas clínicos e repetir exames antes de cada ciclo do tratamento

* Indicar reposição hormonal, se necessário, e realizar controles periódicos para reajustar as doses

Pacientes com hipotireoidismo:
* Importante avaliar a função adrenal antes de iniciar a levotiroxina
* Se houver insuficiência adrenal, * iniciar primeiro a reposição do glicocorticoide para evitar crise adrenal

* Continuar imunoterapia e controles frequentes nos graus 2 e 3
* Suspender imunoterapia
* Administrar metilprednisolona/prednisona no grau 4

* **RNM com efeito de massa**
* Suspender imunoterapia
* Administrar metilprednisolona/prednisona em altas doses
* Prednisolona 1 a 2 mg/kg/dia ou equivalente, por 1 a 2 semanas
* Diminuição progressiva a doses fisiológicas, dependendo da evolução

IMPORTANTE:

* Glicocorticoterapia precoce alta não altera a evolução da hipofisite
* A resposta do tratamento oncológico não se altera pelas altas doses da metilprednisolona

5. AVALIAÇÃO E CONDUTA DE ACORDO COM O GRAU DE ALTERAÇÕES ENCONTRADAS

5.1. Hipofisite

Insuficiência adrenal, hipotireoidismo, hipogonadismo, raramente diabetes *insipidus*

Cortisol, ACTH, T4 livre, TSH, LH, FSH, E2, testosterona total, eletrólitos, glicose

↓ Cortisol, ↓ ACTH, ↓ T4 livre, ↓/normal TSH, ↓ LH/FSH, ↓ E2, ↓ testosterona

AVALIAÇÃO CLÍNICA		
Grau 1	Grau 2	Graus 3 e 4
Leve	Moderado	Grave
Acetato de hidrocortisona	Acetato de hidrocortisona	Internação
Levotiroxina	Levotiroxina	Prednisona 2 mg/kg/dia 1 a 2 semanas
RNM do encéfalo		

IMPORTANTE:

* Aumentar as doses do acetato de hidrocortisona em situações de estresse
* Iniciar sempre a reposição do glicocorticoide e, depois, a levotiroxina
* Para evitar crise adrenal

5.2. Tireoide

Antes de iniciar o tratamento: T4 livre, T3 livre, TSH, tireoglobulina
Anticorpos antitireoglobulina e antitireoperoxidase
Após 4 semanas e antes de cada ciclo do tratamento

HIPOTIREOIDISMO		
↓ T4 livre e ↑ TSH		
Avaliação clínica		
Grau 1	Grau 2	Graus 3 e 4
TSH ≤ 10 mUI/L T4 livre normal	TSH > 10 mUI/L	TSH > 10 mUI/L
Assintomático Não tratar	Tratar Levotiroxina 1,6 mcg/kg/dia	Mixedema Levotiroxina IV Internação
Reavaliar em 4 semanas	Monitorar por 4 a 6 semanas Reajustar dose	Suspender imunoterapia

IMPORTANTE:

Avaliar função adrenal antes de iniciar a levotiroxina e tratar primeiro a insuficiência adrenal, para evitar crise adrenal

HIPERTIREOIDISMO

↑ T4 livre, ↑ T3 livre, ↓ TSH e ↑ Ac

USG da tireoide

Avaliação clínica

Grau 1	Grau 2	Graus 3 e 4
Assintomático	Sintomas moderados	Sintomas graves
Monitorar a cada 2 a 3 semanas	Betabloqueadores	Internação
	Sintomas graves por mais de 6 semanas Solicitar TRAB Adicionar metimazol	Prednisona 1 a 2 mg/kg/dia por 1 a 2 semanas Metimazol

Graves: avaliação do oftalmologista

Monitorar tratamento: a evolução da tireoidite é para o hipotireoidismo

5.3. Adrenal

Insuficiência primária

Antes de iniciar o tratamento, solicitar cortisol e ACTH às 8h00
Eletrólitos, glicose e CO_2
Insuficiência primária: ↓ cortisol, ↑ ACTH e ↓ aldosterona
Hiponatremia, hipercalemia, hipoglicemia

Avaliação clínica

Grau 1	Grau 2	Graus 3 e 4
Sintomas leves Assintomático	Sintomas moderados	Sintomas graves
Acetato de hidrocortisona 12 mg/m²/dia Florinef® (fludrocortisona) 0,1 mg/dia	Manter tratamento Monitorar sintomas clínicos e eletrólitos	Internação Hidrocortisona IV Hidratação Correção da hipoglicemia

IMPORTANTE:

Considerar aumento do acetato de hidrocortisona, de acordo com o protocolo de estresse, em caso de processo febril em procedimentos como extrações dentárias e cirurgias em geral

5.4. Diabetes *mellitus* 1

Glicose basal e antes de cada ciclo durante 12 meses e, depois, a cada 3 a 6 semanas		
Peptídeo C, insulina, Ac anti-insulina		
Avaliação clínica		
Grau 1	Grau 2	Graus 3 e 4
Assintomático/sintomas leves	Sintomas moderados	Sintomas graves
Glicemia < 160 mg/dL	Glicemia de jejum 160 a 250 mg/dL Cetose e sintomas de DM 1 com qualquer glicemia	G3: 250 a 500 mg/dL G4: 500 mg/dL Com cetose
	Insulina NPH 0,3 a 0,4 UI/kg/dia	Internação Tratamento da cetoacidose

6. SEGUIMENTO

Hipofisite
50% de reversão na disfunção gonadal e da tireoide
Em 10 a 13 semanas
5% ACTH

RNM: 2 a 27 semanas, há resolução da imagem

Hipotireoidismo primário geralmente é permanente

★ Glicocorticoterapia precoce alta não altera a evolução da hipofisite
★ A resposta do tratamento oncológico não se altera pelas altas doses da metilprednisolona

★ Continuar a reposição hormonal nas deficiências que se tornaram crônicas, avaliando novas possíveis alterações
★ Controles clínicos periódicos a cada 4 a 6 meses nas crianças em crescimento

Fonte
1. Brahmer JR, Lacchetti C, Schneider BJ, Atkins MB, Brassil KJ et al. Management of immune-related adverse events in patients treated with immune checkpoint inhibitor therapy: american society of clinical oncology clinical practice guideline. J Clin Oncol. 2018;36(17):1714-1768. doi.org/10.1200/Jco.2017.77.6385.

PARTE 2

EFEITOS TARDIOS DO TRATAMENTO DA DOENÇA NEOPLÁSICA

10 ALTERAÇÕES CLÍNICAS DA QUIMIOTERAPIA E DA RADIOTERAPIA

1. CRESCIMENTO

EFEITOS DO TRATAMENTO NO CRESCIMENTO	PATOLOGIAS
A. Retardo de crescimento B. Puberdade precoce C. Retardo puberal < Idade ao tratamento → > efeito Estatura final ↓	1. Tumores do SNC 2. Rabdomiossarcomas da rinofaringe 3. Retinoblastomas 4. LLA 5. LMC 6. Wilms 7. Neuroblastomas 8. Meduloblastomas 9. Tumores do mediastino

1.1. Resumo das modalidades de tratamento e os seus efeitos no crescimento

RADIOTERAPIA		
A. SNC	B. Neuroeixo: tórax, abdome, sacral (espinal como todo)	C. TBI
18 a 24 Gy > 30 a 54 Gy	≥ 20 Gy	≥ 10 a 12 Gy dose única ≥ 12 Gy fracionada
1. ↓ GH 2. Retardo puberal: ↓ LH e FSH > 13 anos (F) e > 14 anos (M) 3. Puberdade precoce ≥ 18 Gy (F) 20 a 50 Gy: ambos sexos	Encurtamento da coluna vertebral Escoliose < idade → > lesão	↓ GH ↓ T4 livre ↓ LH e FSH

Deficiência do GH + puberdade precoce ou + encurtamento da coluna → menor estatura

Maior risco de puberdade precoce se houver hidrocefalia

Fontes
1. Shalet SM. 7 Irradiation-induced growth failure. Clin Endocrinol Metabol. 1986;15(3):591-606. doi.org/10.1016/s0300595x(86)80011-1.
2. Thomas BC, Stanhope R, Plowman PN, Leiper AD. Growth following single fraction and fractionated total body irradiation for bone marrow transplantation. Eur J Ped. 1993;152(11):888-892. doi.org/10.1007/bf01957523.
3. Shalet SM. Radiation and pituitary dysfunction. N Engl J Med. 1993;328(2):131-133. doi.org/10.1056/nejm199301143280211.
4. Shalet SM, Didi M, Ogllvy-Stuart AL, Schulga J, Donaldson MDC. Growth and endocrine function after bone marrow transplantation. Clin Endocrinol. 1995;42(4):333-339. doi.org/10.1111/j.13652265.1995.tb02640.x.
5. Gurney JG, Ness KK, Stovall M, Wolden S, Punyko JA, Neglia JP et al. Final height and body mass index among adult survivors of childhood brain cancer: Childhood Cancer Survivor Study. J Clin Endocrinol Metabol. 2003;88(10):4731-4739. doi.org/10.1210/jc.2003-030784.

QUIMIOTERAPIA

A. Inibidores da tirosina quinase	B. Ácido retinoico	C. Anticorpos monoclonais anti-CTLA-4	D. Vismodegibe	E. Glicocorticoides
Imatinibe Sorafenibe Sunitinibe	Displasia esquelética	Ipilimumabe	–	Prednisona
↓ GH ↓ IGF1	Fusão precoce da cartilagem de crescimento	↓ GH hipofisite	Fusão precoce da cartilagem de crescimento	Alteração da placa de crescimento

Fontes
1. Shalet SM. Cytotoxic endocrinopathy: a legacy of insults. Journal of the Royal Society of Medicine. 1997 Apr;90(4):192-199. doi.org/10.1177/014107689709000404.
2. Samis J, Lee P, Zimmerman D, Arceci RJ, Suttorp M, Hijiya N. Recognizing endocrinopathies associated with tyrosine kinase inhibitor therapy in children with chronic myelogenous leukemia. Pediatr Blood Cancer. 2016 Aug;63(8):1332-1338. doi.org/10.1002/pbc.26028.

CIRURGIA

Pituitária	Hipotálamo
Pan-hipopituitarismo	

1.2. Avaliação clínica

EXAME CLÍNICO

Peso, estatura, IMC, PA, estatura sentada: graficar
Curva de crescimento
Estadiamento puberal de Tanner
Volume dos testículos (orquidômetro de Prader)

CRITÉRIOS DE AVALIAÇÃO

Definição	Considerar como estatura final
Estatura < - 2SDS para idade e sexo Velocidade de crescimento < - 2SDS	Velocidade de crescimento < 2 cm/ano aos 18 anos de idade *OU* Idade óssea: ≥ 15 anos (F) e ≥ 17 anos (M)

Considerar:
* Estatura final será baixa, mesmo com reposição hormonal adequada, se ocorreu radioterapia espinal
* A radioterapia espinal lesa os núcleos de crescimento da coluna vertebral, ocasionando encurtamento. ⋆ Segmento superior < segmento inferior, podendo também haver escoliose, com prejuízo maior
* (Segmento superior/segmento inferior: normal = 0,68 na infância e 0,52 na adolescência)
* No estirão puberal, mesmo com a reposição hormonal adequada, não se alcança a amplitude do crescimento normal, havendo prejuízo da estatura final
* O paciente deve estar preparado para esse resultado do tratamento

Fontes
1. Clayton PE, Shalet SM. The evolution of spinal growth after irradiation. Clin Oncol. 1991;3(4):220-222. doi.org/10.1016/s0936-6555(05)80744-7.
2. Emons J, Chagin AS, Sävendahl L, Karperien M, Wit JM. Mechanisms of growth plate maturation and epiphyseal fusion. Horm Res Paediatr. 2011;75(6):383-391. doi.org/10.1159/000327788.

1.3. Puberdade

SEXO FEMININO

Precoce

Telarca antes dos 8 anos de idade

Menarca antes dos 10 anos de idade

Tardia

* Ausência de telarca: em idade cronológica (IC) ≥ 13 anos
* Falta de progresso do estádio puberal em 6 meses
* Amenorreia **primária: falta da menarca aos 16 anos de idade**
* Amenorreia secundária: falta dos ciclos menstruais ≥ 4 meses
* Irregularidade menstrual: ciclos < 21 ou > 35 dias. Em pacientes que receberam irradiação do SNC, pode ser sinal de deficiência de gonadotrofinas
* Avaliar o eixo hipotálamo-pituitário gonadal e a prolactina sérica

IMPORTANTE:

* Em pacientes que realizaram radioterapia na região dos ovários, pode significar insuficiência ovariana primária precoce

* Poderá haver amenorreia mesmo com reposição hormonal adequada, se houver hipoplasia uterina
* É imprescindível o preparo psicológico da paciente
* No exame clínico das pacientes em idade puberal ou adultas jovens que receberam radioterapia no tórax, realizar palpação das mamas
* Encaminhar ao mastologista se houver suspeita de nódulos (risco de câncer de mama)

SEXO MASCULINO

Precoce

Volume dos testículos ≥ 4 mL antes dos 9 anos de idade

Tardia

* Pênis infantil/testículos < 4 mL em IC ≥ 14 anos
* Falta de progresso do estádio puberal em 6 meses

IMPORTANTE:

* Considerar lesão do epitélio germinativo se pênis e pilosidade púbica = estádio 5 de Tanner e volume dos testículos < 12 mL (efeito da quimioterapia com alquilantes)
* Os pacientes que receberam radioterapia no testículo apresentarão infantilismo sexual
* Avaliação do espermograma poderá ser feita após os 18 anos de idade, tendo terminada a idade puberal

AMBOS SEXOS

* Considerar precocidade sexual se a mudança de um estádio puberal ao seguinte for em um intervalo < 6 meses
* Puberdade precoce pode mascarar a deficiência do hormônio de crescimento
* Se for concomitante com a deficiência do hormônio de crescimento e não for tratada, abrevia o tempo da eficácia da reposição do hormônio de crescimento, com prejuízo da estatura final

Fontes

1. Taranger J, Engström I, Lichtenstein H, Svennberg-Redegren I. Somatic pubertal development. Acta Pædiatr. 1976;65:121-135. doi.org/10.1111/j.1651-2227.1976.tb14766.x.
2. Siimes MA, Rautonen J. Small testicles with impaired production of sperm in adult male survivors of childhood malignancies. Cancer. 1990 Mar 15;65(6):1303-1306. doi.org/10.1002/1097-0142(19900315)65:6<1303::AID-CNCR2820650608>3.0.CO;2-D.
3. Ogilvy-Stuart AL, Clayton PE, Shalet SM. Cranial irradiation and early puberty. J Clin Endocrinol Metabol. 1994;78(6):1282-1286. doi.org/10.1210/jcem.78.6.8200926.
4. Carel JC, Léger J. Precocious puberty. N Engl J Med. 2008;358(22):2366-2377. doi.org/10.1056/nejmcp0800459.
5. Shalet SM. Normal testicular function and spermatogenesis. Pediatr Blood Cancer. 2009;53(2):285-288. doi.org/10.1002/pbc.22000.

1.4. Avaliações e condutas a seguir

AVALIAÇÃO CLÍNICA

Peso, estatura, IMC, PA, curva de crescimento ↓ VC	Estatura sentado/de pé (encurtamento da coluna espinal) Escoliose	Sinais puberais precoces < 8 anos (F) < 9 anos (M)	Sem sinais puberais > 13 anos (F) > 14 anos (M)

Falta de progresso dos sinais puberais em 6 meses

AVALIAÇÃO LABORATORIAL E DE IMAGEM

Todas as avaliações bioquímicas hormonais devem ser realizadas às 8h00 e de acordo com os padrões do laboratório

GH	Tireoide	Gônadas	Imagem
1. GH: teste da clonidina Insuficiência: ★ valores ao estímulo < 7 ug/mL **2. IGF1 basal** Insuficiência: ★ IGF1 < IC e estádio puberal	T4 livre: < 0,9 ng/dL ★ TSH normal ou < do limite normal: ★ hipotireoidismo central TSH ↑: hipotireoidismo primário	**Puberdade precoce/tardia:** LH e FSH E2 (F) Testosterona total (M) Prolactina ★ **Hipogonadismo primário:** LH > 10 UI/L FSH > 15 UI/L E2 < 20 pg/L (F)	Idade óssea USG ginecológica (F)

★ **Teste da clonidina**
Não é necessário se o paciente apresentar outras deficiências concomitantes
★ Deve ser realizado com o paciente eutireoidiano

Paciente em jejum
Coletar amostra basal para GH
Administrar clonidina VO na dose de 0,1 mg/m^2
Assegurar que toda medicação foi ingerida e coletar amostras para GH nos tempos 0, 30, 60 e 90 minutos

Clonidina = atensina
Comprimidos de 100 mcg
Dissolver um comprimido em 2 mL de água

Efeitos colaterais
Sonolência, hipotensão arterial
Monitorar PA e administrar SF, se houver hipotensão

Fonte
1. Sfeir JG, Kittah NEN, Tamhane SU, Jasim S, Chemaitilly W, Cohen LE et al. Diagnosis of GH deficiency as a late effect of radiotherapy in survivors of childhood cancers. J Clin Endocrinol Metabol. 2018;103(8):2785-2793. doi.org/10.1210/jc.2018-01204.

TRATAMENTO

Reposições hormonais

★ Tireoide	★ Gônadas	★ Adrenal
Levotiroxina sódica	Estrógenos Testosterona	Acetato de hidrocortisona
100 mcg/m² Jejum	Estrógenos conjugados/progesterona Testosterona	10 mg/m²/dia

★ Hormônio de crescimento recombinante humano

* Critérios:
* 2 anos fora de tratamento e livre de doença
* Tumores do SNC: doença estável

Dose	Monitorização a cada 4 meses	Efeitos colaterais
0,1 a 0,3 mg/kg/ semana Via SC **Às 22h00** De segunda a sábado	IGF1 após 4 semanas T4 livre e cortisol Glicose Velocidade de crescimento Idade óssea a cada 6 meses	Hipertensão endocraniana (rara) Hiperglicemia

RESULTADOS

IGF1

Após 4 semanas do início do tratamento

< 0SD	0SD	> +2SD
↑ dose em 10 a 20%	Manter a dose	↓ dose em 10 a 20%

REAVALIAR APÓS 4 MESES

Se crescimento adequado	Se pouca resposta do crescimento
IGF1 < +2SD: Continuar com mesma dose IGF1 ≥ +2SD: ↓ dose em 10 a 20%	IGF1 < 0SD: Falha na administração/dose inadequada Outras patologias interferindo IGF1 ≥ 0SD: Hipotireoidismo central Pico puberal baixo Outras patologias

Fontes
1. Brownstein CM, Mertens AC, Mitby PA, Stovall M, Qin J, Heller G et al. Factors that affect final height and change in height standard deviation scores in survivors of childhood cancer treated with growth hormone: a report from the childhood cancer survivor study. J Clin Endocrinol Metabol. 2004;89(9):4422-4427. doi.org/10.1210/jc.2004-0160.
2. Tamhane S, Sfeir JG, Kittah NEN, Jasim S, Chemaitilly W, Cohen LE et al. GH Therapy in childhood cancer survivors: a systematic review and meta analysis. J Clin Endocrinol Metabol. 2018;103(8):2794-2801. doi.org/10.1210/jc.2018-01205.

2. TIREOIDE

EFEITOS	PATOLOGIAS
* ↓ volume * Alteração da textura * Nódulos * Câncer (papilífero) (raramente antes de 5 anos, pico aos 8 anos, podendo ocorrer até 20 a 30 anos após o término do tratamento) * Hipotireoidismo (no primeiro ano, 65% após 5 anos do término do tratamento) * Hipertireoidismo	1. Linfoma de Hodgkin 2. Meduloblastoma 3. Tumores do mediastino 4. Sarcoma de Ewing 5. Neuroblastoma 6. Tumores do SNC 7. TMO

2.1. Modalidades de tratamento e os seus efeitos na tireoide

RADIOTERAPIA			
SNC	Área da tireoide	I131-MIBG	TBI
≥ 30 Gy	**Tireoide** 10 a 30 Gy Supraclavicular Anel de Waldeyer Rinofaringe Mediastino Neuroeixo Manto	Neuroblastoma	10 a 12 Gy LLA/TMO
* Hipotireoidismo central: TSH ↓/normal e ↓ T4 livre * Início mais tardio, associado a outras deficiências	* Hipotireoidismo primário: ↓ T4 livre e ↑ TSH * Hipertireoidismo: ↑ T4 livre e ↓ TSH * Câncer	* Hipotireoidismo * Câncer	* Hipotireoidismo * Hipertireoidismo * Câncer

Hipotireoidismo pode ocorrer no **primeiro ano** após o término da radioterapia com incidência progressiva e durante a imunoterapia. Monitorar a função da tireoide durante a radioterapia

Hipertireoidismo: mais raro, ocorre por liberação hormonal pela destruição da tireoide. Geralmente, é subclínico. Evolui para hipotireoidismo

Paratireoides: hiperparatireoidismo após 25 a 27 anos da radioterapia

Fontes
1. Thomas B, Stanhope R, Plowman P, Leiper A. Endocrine function following single fraction and fractionated total body irradiation for bone marrow transplantation in childhood. Eur J Endocrinol. 1993;128(6):508-512. doi.org/10.1530/acta.0.1280508.
2. Friedman D, Henderson T. Late effects and survivorship issues in patients with neuroblastoma. Children. 2018;5(8):107. doi.org/10.3390/children5080107.

IMUNOTERAPIA/QUIMIOTERAPIA			
1. Inibidores da tirosina quinase	2. Anticorpos monoclonais anti-CTLA-4	3. Imunomoduladores	4. Quimioterapia
Imatinibe Sorafenibe Sunitinibe	Ipilimumabe	Interferon	Mitotane
Hipotireoidismo Hipertireoidismo	↓ TSH, ↓ T4 livre Hipotireoidismo Hipertireoidismo Tireoidite autoimune	↓ T4 livre, ↑ TSH Hipotireoidismo Hipertireoidismo Tireoidite autoimune	Hipotireoidismo central

CIRURGIA	
SNC	Tireoide
Pituitária/hipotálamo	Tireoidectomia total
Hipotireoidismo central ↓ T4 livre, ↓ TSH	Hipotireoidismo primário ↓ T4 livre, ↑ TSH

Fonte
1. Peeters RP, van Santen HM. Balancing the benefits and harms of thyroid cancer surveillance in survivors of Childhood, adolescent and young adult cancer: recommendations from the International Late Effects of Childhood Cancer Guideline Harmonization Group in collaboration with the PanCareSurFup Consortium. Cancer Treat Rev. 2018;63:28-39. doi.org/10.1016/j.ctrv.2017.11.005.

2.2. Avaliações

AVALIAÇÃO CLÍNICA
A cada 4 a 6 meses, durante o período de crescimento
★ Peso, estatura, IMC, PA ★ Sintomas e sinais de ★ Palpação: regiãocervical/tireoide: ★ Curva de crescimento ★ hipotireoidismo e ★ nódulos e ★ linfonodos cervicais ★ Estadiamento puberal ★ hipertireoidismo (podem ser metástases de câncer)

EXAMES			
Exames bioquímicos a cada 6 meses, durante o período de crescimento			
Hormônios	USG da tireoide	PAAF	Idade óssea
★ T4 livre, TSH, T3 ★ Tireoglobulina ★ AcTg, AcTPO	★ Se houver suspeita clínica ★ Anualmente, se estiver no período de latência ≥ 5 anos	★ Nódulos ≥ 1 cm ou ★ < 1 cm, se houver antecedente de radioterapia	★ Anual ★ A cada 6 meses, se houver deficiência de GH associada
São encontradas maiores alterações em caso de o paciente ter recebido radioterapia no SNC e em neuroeixo			

Câncer da tireoide

Papilífero mais frequente
Latência: 0,6 a 38 anos (média: 12,3 anos)
Raramente ocorre antes de 5 anos após finalizada a radioterapia
Pico: 8 anos após o fim da radioterapia
Até mais de 20 anos após o fim da radioterapia
Maior frequência:
Sexo F
Idade < 5 anos ao tratamento
Doses de 10 a 30 Gy (até 50 Gy)

RESULTADOS

1. Hipotireoidismo central	2. Hipotireoidismo primário
T4 livre ↓ < 0,9 ng/dL	T4 livre ↓ e TSH ↑ < 0,8 ng/dL e ≥ 10 mIU/L
TSH normal ou ↓	★ Hipotireoidismo subclínico: T4 livre normal e TSH: 5 a 10 mIU/L

TRATAMENTO

Levotiroxina (LTX) sódica: 50 a 100 mcg/m^2/dia VO em jejum e aguardar 30 minutos para o desjejum

IMPORTANTE:

1. Tratar também o hipotireodismo subclínico nos pacientes que receberam radioterapia
Manter níveis normais do TSH: dar doses menores: iniciar com 25 mcg/dia

2. Iniciar a LTX após avaliar função adrenal
Se houver insuficiência adrenal, iniciar primeiro a glicocorticoterapia para evitar crise adrenal

Hipertireoidismo

Mais raro
Ocorre por liberação hormonal pela destruição da tireoide
Geralmente, é subclínico
Não são indicadas as tionamidas: indicado betabloqueador
A evolução é para hipotireoidismo

Tratamento → propranolol
Iniciar com 20 mg VO a cada 12 horas

Câncer
Avaliação e seguimento conjunto com Clínica de Cabeça e Pescoço
Tireoidectomia total e radioiodoterapia se indicado

MONITORAR TRATAMENTO		
Clínica	Exames hormonais	Idade óssea
★ Sinais de hipotireoidismo ★ Velocidade de crescimento	★ Hipotireoidismo primário: T4 livre/TSH ★ Hipotireoidismo secundário: T4 livre Manter T4 livre no 1/3 superior do normal ★ Hipotireoidismo primário: TSH em 2 a 3 mIU/L	★ Anualmente ★ A cada 6 meses, se houver GH concomitante
Hipertireoidismo em tratamento: reavaliar a cada 15 dias		

3. GÔNADAS

EFEITOS	PATOLOGIAS
★ Hipogonadismo ★ Infertilidade ★ Alterações do útero ★ Menopausa precoce	1. Tumores germinativos das gônadas 2. Linfoma de Hodgkin 3. Wilms (10%: anomalias no útero) 4. Neuroblastoma 5. LLA 6. Tumores do SNC 7. TMO

3.1. Modalidades de tratamento e seus efeitos no aparelho reprodutor

RADIOTERAPIA	
1. Hipogonadismo primário	2. Hipogonadismo secundário
★ ≥ 30 Gy TBI: pelve, flancos, sacral, lombar, espinal, inguinal, Y invertido, abdome, próstata, total, hemiabdome, abaixo da crista ilíaca, bexiga, vagina ★ I131-MIBG	SNC: > 30 Gy
A. Ovários: Idade pré-puberal: ≥ 10 a 15 Gy Idade puberal: ≥ 5 a 10 Gy ↑ LH/FSH e ↓ E2	↓ LH/FSH ↓ E2 ↓ testosterona
B. Testículos ≥ 6 Gy: azoospermia irreversível 3 a 6 Gy: azoospermia talvez reversível 1 a 3 Gy: azoospermia reversível > 12 Gy: ↓ testosterona (TBI) ↑ LH/FSH e ↓ testosterona	Início mais lento, associado a outras deficiências ≥ 50 Gy: ↑ prolactina

3. Útero

Insuficiência vascular, hipoplasia: riscos obstétricos (abortos, prematuridade)

4. Vagina

Pré-puberal: ≥ 25 Gy
Pós-puberal: ≥ 55 Gy
Estenose, fibrose

5. Pelve, coluna, nervos simpáticos

Disfunção sexual

Fontes
1. Burr IM, Sizonenko PC, Kaplan SL, Grumbach MM. Hormonal changes in puberty I. Correlation of serum luteinizing hormone and follicle stimulating hormone with stages of puberty, testicular size, and bone age in normal boys. Pediatr Res. 1970;4(1):25-35. doi.org/10.1203/00006450-197001000-00003.
2. Shalet SM, Beardwell CG, Jacobs HS, Pearson D. Testicular function following irradiation of the human prepubertal testis. Clin Endocrinol. 1978;9(6):483-490. doi.org/10.1111/j.1365-2265.1978.tb01505.x.
3. Armstrong GT, Chow EJ, Sklar CA. Alterations in pubertal timing following therapy for childhood malignancies. Endocr Develop. 2009;15:25-39. doi.org/10.1159/000207616.
4. Armstrong GT, Whitton JA, Gajjar A, Kun LE, Chow EJ, Stovall M et al. Abnormal timing of menarche in survivors of central nervous system tumors: a report from the Childhood Cancer Survivor Study. Cancer. 2009 Jun 1;115(11):2562-2570. doi.org/10.1002/cncr.24294.
5. Chemaitilly W, Li Z, Krasin MJ, Brooke RJ, Wilson CL, Green DM et al. Premature ovarian insufficiency in childhood cancer survivors: a report from the St. Jude Lifetime Cohort. J Clin Endocrinol Metabol. 2017;102(7):2242-2250. doi.org/10.1210/jc.2016-3723.
6. Van Iersel L, Li Z, Srivastava DK, Brinkman TM, Bjornard KL, Wilson CL et al. Hypothalamic-pituitary disorders in childhood cancer survivors: prevalence, risk factors and long-term health outcomes. J Clin Endocrinol Metabol. 2019;104(12):6101-6115. doi.org/10.1210/jc.2019-00834.

QUIMIOTERAPIA

1. Alquilantes	2. Metais pesados	3. Anticorpos monoclonais anti-CTLA-4
Bussulfano, carmustina, clorambucil, ciclofosfamida, dacarbazina, ifosfamida, lomustina, mecloretamina, melfalano, procarbazina, temozolomida, tiotepa	Carboplatina Cisplatina (alquilantes)	Ipilimumabe
Ovários e testículos: MOPP ≥ 3 ciclos Bussulfano ≥ 600 mg/m² Ciclofosfamida ≥ 7,5 g/m² Ciclofosfamida para TMO Ifosfamida ≥ 60 g/m²		Hipofisite Hipogonadismo central
Insuficiência ovariana primária Infertilidade Função hormonal do testículo menos afetada ↓ volume dos testículos		LH/FSH ↓

Fontes
1. Clayton PE, Shalet SM, Price DA, Jones PHM. Ovarian function following chemotherapy for childhood brain tumours. Med Pediatr Oncol. 1989;17(2):92-96. doi.org/10.1002/mpo.2950170204.
2. Mackie EJ, Radford M, Shalet SM. Gonadal function following chemotherapy for childhood Hodgkin's disease. Med Pediatr Oncol. 1996;27(2):74-78. doi.org/10.1002/(SICI)1096-911X(199608)27:2<74::AID-MPO2>3.0.co;2-Q.
3. Howell S, Shalet S. Gonadal damage from chemotherapy and radiotherapy. Endocrinol Metabol Clin N Am. 1998;27(4):927-943. doi.org/10.1016/S0889-8529(05)70048-7.
4. Howell SJ, Shalet SM. Testicular function following chemotherapy. Hum Reprod Update. 2001;7(4):363-369. doi.org/10.1093/humupd/7.4.363.
5. Chemaitilly W, Li Z, Krasin MJ, Brooke RJ, Wilson CL, Green DM et al. Premature ovarian insufficiency in childhood cancer survivors: a report from the St. Jude Lifetime Cohort. J Clin Endocrinol Metabol. 2017;102(7):2242-2250. doi.org/10.1210/jc.2016-3723.
6. Van Santen HM, van den Heuvel-Eibrink MM, van de Wetering MD, Wallace WH. Hypogonadism in children with a previous history of cancer: endocrine management and follow-up. Horm Res Paediatr. 2019;91(2):93-103. doi.org/10.1159/000495943.

3.2. Avaliações

AVALIAÇÃO CLÍNICA
Peso, estatura, IMC, PA
Curva de crescimento
Estadiamento puberal de Tanner
Volume dos testículos (orquidômetro de Prader)

Fonte
1. Zachmann M. Testicular volume during adolescence: cross-sectional and longitudinal studies. Helv Paediatr Acta. 1974;29(1):61-72.

EXAMES HORMONAIS	
LH/FSH, E2 e testosterona total	
Hipogonadismo	
Primário	*Secundário*
↑ LH/FSH	↓ LH/FSH
↓ Testosterona ↓ Estradiol	↓ Testosterona ↓ Estradiol
LH > 10 UI/L e FSH > 15 UI/L e E2 < 20 pg/L e testosterona < 0,7 nmol/L	Teste de estímulo com GnRH Falha em aumentar LH > 0,8 UI/L em > 13 anos (F) e > 14 anos (M)
Em adultos jovens, considerar valores baixos de testosterona: < 7 nmol/L (200 ng/dL)	

USG GINECOLÓGICA/SEXO FEMININO

Valores normais

Estádio puberal	N	Útero	n	Ovários
1	130	1,0	69	0,7 (0,4)
2	10	2,3	9	1,6 (0,9)
3	11	10,3	8	3,5 (1,8)
4 a 5	12	24,6	8	7,4 (4,8)

DENSITOMETRIA ÓSSEA

L1 a L4
Colo do fêmur D
Z < 2SD = osteoporose

Fontes
1. Haber HP, Mayer EI. Ultrasound evaluation of uterine and ovarian size from birth to puberty. Pediatr Radiol. 1994 Mar 1;24(1):11-13. doi.org/10.1007/BF02017650.
2. Van Dorp W, Mulder RL, Kremer LC, Hudson MM, Van Den Heuvel-Eibrink MM, Van Den Berg MH et al. Recommendations for premature ovarian insufficiency surveillance for female survivors of childhood, adolescent, and young adult cancer: a report from the International Late Effects of Childhood Cancer Guideline Harmonization Group in collaboration with the PanCareSurFup Consortium. J Clin Oncol. 2016 Oct 1;34(28):3440. doi.org/10.1200/JCO.2015.64.3288.
3. Skinner R, Mulder RL, Kremer LC, Hudson MM, Constine LS, Bardi E et al. Recommendations for gonadotoxicity surveillance in male childhood, adolescent, and young adult cancer survivors: a report from the International 98-Late Effects of Childhood Cancer Guideline Harmonization Group in collaboration with the PanCareSurFup Consortium. Lancet Oncol. 2017;18(2):e75-e90. doi.org/10.1016/S1470-2045(17)30026-8.

3.3. Tratamento

SEXO MASCULINO

Orquidectomia bilateral e testículos irradiados: **iniciar aos 11 anos de idade**

Enantato de testosterona IM na dose de 200 a 250 mg a cada 30 dias
Iniciar com 50 mg
Aumentar em ¼ (25 mg) a cada 6 meses até dose total

SEXO FEMININO

Iniciar aos 12 anos

Estrógenos

Preparação	Dose inicial	Dose (adulto)
Transdérmico	3 a 7 ug/dia	25 a 100 ug/dia
17β oral E2 (E2)	0,25 mg/dia	1 a 4 mg/dia
Etinilestradiol	2 ug/dia	10 a 20 ug/dia

E2 *depot*	0,2 mg/mês	2 mg/mês
Estrógenos conjugados	0,3 mg/dia por 6 meses Após, aumentar para 0,6 mg/dia por 24 meses Após, adicionar medroxiprogesterona	0,6 mg/dia + medroxiprogesterona 10 mg nos primeiros 7 dias de cada mês

AMBOS OS SEXOS

Vitamina D3 na dose de 7.000 UI/semana VO
Disfunções sexuais: encaminhar ao urologista/ginecologista

Fonte
1. Gravholt CH, Andersen NH, Conway GS, Dekkers OM, Geffner ME, Klein KO et al. Clinical practice guidelines for the care of girls and women with Turner syndrome: proceedings from the 2016 Cincinnati International Turner Syndrome Meeting. Eur J Endocrinol. 2017 Sep 1;177(3)G1-G70. doi.org/10.1530/EJE-17-0430.

MONITORAR TRATAMENTO

A cada 6 meses e quando necessário

Clínica	Hormonal	Imagem
Estadiamento puberal VC	LH/FSH Testosterona E2	USG: Volume do útero e do endométrio Idade óssea anual Densitometria óssea a cada 1 a 2 anos

3.4. Puberdade precoce central

ETIOLOGIA

Radioterapia	Tumores do SNC
LLA: ≥ 18 Gy (F) Tumores do SNC 20 a 50 Gy: ambos sexos	Hamartomas da pineal Craniofaringeoma Astrocitoma Glioma → NF1 Ependimoma Germinoma

DIAGNÓSTICO

Bioquímico	Imagem
Pré-puberal: LH < 0,1 UI/L E2 < 20 pg/mL Testosterona < 0,3 nmol/L ou < 12 ng/dL β-HCG Alfafetoproteína	USG: volumes puberais: Útero > 3,5 a 4,0 cm Ovários > 2,0 mL Endométrio: 8 mm RNM: Lesões do SNC

Teste de estímulo com gonadorrelina (GnRH)

Técnica
Administrar gonadorrelina (GnRH) 100 mcg IV em *bolus* no tempo 0
Coletar amostras para LH/FSH nos tempos basal 0 e 15, 30, 45 e 60 minutos

PUBERDADE PRECOCE

Se LH ≥ 0,1 UI/L e < 0,3 UI/L: fazer teste de estímulo
Após estímulo ≥ 5 UI/L

Valores basais de LH > 0,3 UI/L dispensam o teste

Valores do LH pré-puberais de estrógeno > 100 pg/mL sugerem cisto/câncer de ovário

Valores elevados da β-HCG/alfafetoproteína → coriocarcinomas da pineal, germinomas

Fontes
1. Perilongo G, Rigon F, Murgia A. Oncologic causes of precocious puberty. Pediatr Hematol Oncol. 1989;6(4):331-340. doi.org/10.3109/08880018909034304
2. Thomas BC, Stanhope R, Leiper AD. Gonadotropin releasing hormone analogue and growth hormone therapy in precocious and premature puberty following cranial irradiation for acute lymphoblastic leukaemia. Horm Res. 1993;39(1-2):25-29. doi.org/10.1159/000182690.
3. Rivarola M, Belgorosky A, Mendilaharzu H, Vidal G. Precocious puberty in children with tumours of the suprasellar and pineal areas: organic central precocious puberty. Acta Paediatr. 2007;90(7):751-756. doi.org/10.1111/j.1651-2227.2001.tb02800.
4. Pasternak Y, Friger M, Loewenthal N, Haim A, Hershkovitz E. The utility of basal serum LH in prediction of central precocious puberty in girls. Eur J Endocrinol. 2012;166(2):295-299. doi.org/10.1530/eje-11-0720.

TRATAMENTO

Acetato de leuprorrelina *depot*

3,75 mg IM ou SC
A cada 30 dias

Pamoato de triptorrelina

3,75 a 11,25 mg IM
A cada 28 dias
Iniciar com 3,75 mg

Interromper tratamento

Idade cronológica
F: 10 anos
M: 11 anos

Considerações gerais

Pode ocorrer sangramento vaginal ao iniciar o tratamento
Prevenção: administrar acetato de medroxiprogesterona (Depoprovera®) 150 mg IM 15 dias antes e simultaneamente IM antes de iniciar o análogo (2 doses)
Reavaliar após 3 meses do início do tratamento
Se ocorrer escape: rever a dose ou buscar outra causa
Supressão satisfatória: reavaliar a cada 6 meses

A resposta clínica ao tratamento é avaliada pela involução da telarca/volume testicular
A diminuição da velocidade de crescimento não serve de parâmetro se houver deficiência do GH
Valores do LH entre 4 e 6,6 U/L 2 horas após a administração do agonista serve de parâmetro para indicar o efeito de supressão das gonadotrofinas
M: dosar testosterona às 8h00, 12 horas após a injeção do agonista → valores < 35 nmol/L indicam efetividade do tratamento
F: LH < 6,6 U/L, 2 horas após haver recebido o agonista = supressão efetiva.
Nas meninas os valores do E2 não servem de indicadores de supressão do eixo porque apresentam grande variabilidade, superpondo-se com valores normais

Se houver deficiência concomitante do hormônio de crescimento e obedecendo os critérios de paciente livre de doença, o tratamento simultâneo com GH favorece a estatura final

Fontes
1. Carel JC, Lahlou N, Guazzarotti L, Joubert-Collin M, Roger M, Colle M et al. Treatment of central precocious puberty with depot leuprorelin. Eur J Endocrinol. 1995;132(6):699-704. doi.org/10.1530/eje.0.1320699.
2. Grumbach MM. The Neuroendocrinology of human puberty revisited. Horm Res Paediatr. 2002;57(2):2-14. doi.org/10.1159/000058094.
3. Partsch CJ, Heger S, Sippell WG. Management and outcome of central precocious puberty. Clin Endocrinol. 2002;56(2):129-148. doi.org/10.1046/j.0300-0664.2001.01490.x.
4. Bangalore Krishna K, Fuqua JS, Rogol AD, Klein KO, Popovic J, Houk CP et al. Use of gonadotropin-releasing hormone analogs in children: update by an International Consortium. Horm Res Paediatr. 2019;91:357-372. doi.org/10.1159/000501336.

4. ADRENAIS

EFEITOS	PATOLOGIAS
Insuficiências: 1. Primária: imunoterapia, quimioterapia, cirurgia 2. Secundária: radioterapia do SNC, quimioterapia, cirurgia	1. Tumores do SNC 2. LLA 3. Tumores adrenais

4.1. Etiologia

RADIOTERAPIA	
SNC > 30 Gy (24 Gy: descrita deficiência após 10 a 25 anos do final da radioterapia)	
↓ ACTH Início mais lento, associado a outras deficiências	
QUIMIOTERAPIA/IMUNOTERAPIA	
Mitotane	**Anticorpos monoclonais anti-CTLA-4: ipilimumabe**
↓ cortisol e ↓ mineralocorticoide	Hipofisite (↓ ACTH)

CIRURGIA	
Tumores do SNC	**Adrenalectomia bilateral**
Insuficiência central	Insuficiência primária
↓ cortisol e ↓ ACTH	↓ cortisol, ↓ mineralocorticoide e ↑ ACTH

4.2. Avaliação

AVALIAÇÃO CLÍNICA
Peso, estatura, IMC, PA
Curva de crescimento
Sintomas de hipocortisolismo: astenia, hipotensão arterial
Sintomas de insuficiência adrenal são mais frequentes na insuficiência primária porque, na insuficiência central, não há diminuição de mineralocorticoide
Em situações de estresse, a sintomatologia é a mesma em razão da falta do cortisol

EXAMES DE LABORATÓRIO	
Insuficiências	
Cortisol basal Deficiência: ≤ 5 ug/dL Parcial: 6 a 13 ug/dL Normal: > 13 ug/dL	
Primária	*Secundária*
ACTH ↑	ACTH ↓/normal Insuficiência parcial
Glicose ↓ Na ↓ K ↑	Glicose ↓ Na ↓ por retenção hídrica e ↑ da vasopressina K normal
Avaliação do eixo pituitária-adrenal	
Teste de estímulo com dose baixa de Synacthen® (acetato de tetracosactida)	
Utilidade: avaliar a reserva adrenal (atrofia adrenal) **Indicações:** 1. Pacientes que receberam glicocorticoterapia prolongada 2. Pacientes operados de tumores do SNC e com suspeita de insuficiência adrenal central: realizar após 4 semanas da cirurgia → antes desse tempo, a adrenal ainda não está atrofiada	
3. Resultados inconclusivos: valores basais do cortisol > 5 e < 13 ug/dL	

Protocolos para a realização do teste de estímulo com a dose baixa de Synacthen®

Suspender glicocorticoide em pacientes que estão recebendo:
* Prednisona/prednisolona: 72 horas antes do teste
* Hidrocortisona: 48 horas antes do teste

Preparo do Synacthen® (acetato de tetracosactida):
Diluir uma ampola de 250 mcg em 250 mL de SF
Coletar amostra para cortisol basal e administrar 1 mL IV em *bolus* diretamente na veia
Deixar acesso venoso para coletar amostras nos outros tempos

1. CORTISOL PLASMÁTICO

Horário do teste: 14h00 quando os níveis de ACTH endógeno são mais baixos
Almoço: às 12h00 e permanecer em repouso
Às 14h00, coletar amostra basal para cortisol e administrar:
IV em *bolus*: Synacthen® (acetato de tetracosactida) 1 mcg/m^2
Coletar amostras para cortisol nos tempos +10, +15, +20, +30, +35 e +40 minutos
Resultado normal:
Entre 15 e 40 minutos:
Pico de cortisol > 20 ug/dL (550 nmol/L)
Ou
Aumento > 7,26 ug/dL (200 nmol/L) acima dos valores basais
Obs.: se o valor basal for baixo, esse aumento ainda pode significar insuficiência

2. CORTISOL SALIVAR

Paciente em jejum
Enxaguar a boca
Coletar saliva e plasma e administrar IV Synacthen® (acetato de tetracosactida): 1 mcg/m^2
(dose máxima total: 1,5 mcg)
Coletar novas amostras nos tempos 30 e 60 minutos

VALORES NORMAIS	
Plasma	Saliva
> 18 ug/dL (497 nmol/L)	21 nmol/L

INSUFICIÊNCIA	
< 450 nmol/L	< 21 nmol/L

Fontes
1. Chrousos GP, Kino T, Charmandari E. Evaluation of the hypothalamic-pituitary-adrenal axis function in childhood and adolescence. Neuroimmunomodulation. 2009;16(5):272-283. doi.org/10.1159/000216185.
2. Vaiani E, Lazzati JM, Ramirez P, Costanzo M, Gil S, Dratler G et al. The low-dose acth test: usefulness of combined analysis of serum and salivary maximum cortisol response in pediatrics. J Clin Endocrinol Metabol. 2019;104(10):4323-4330. doi.org/10.1210/jc.2019-00304.

4.3. Tratamento

REPOSIÇÃO HORMONAL/POSOLOGIA

Acetato de hidrocortisona VO
Doses divididas: ½ às **8h00**, ¼ às **12h00** e ¼ às **20h00**
8 a 10 mg/m^2/dia (insuficiência central)
10 a 12 mg/m^2/dia (insuficiência primária)

Insuficiência primária
Associar VO: 9 alfa-flúor-hidrocortisona (**Florinef® [fludrocortisona]**): 0,05 a 0,1 mg/dia

ESTRESSE LEVE – FEBRE NÃO COMPLICADA

Duplicar ou triplicar (temp. > 38°C) a dose até terminar a febre
Monitorar:
PA
Glicemia
Na sérico
Sinais clínicos de insuficiência

ANESTESIAS, PROCEDIMENTOS LEVES E INFECÇÕES GRAVES

Hidrocortisona IM 1 hora antes

< 3 a 5 anos incompletos: 25 mg
5 a 10 anos: 50 mg
> 10 anos: 100 mg
Manter mesma dose fracionada a cada 6 horas IV com ↓ progressiva conforme a clínica

PREVENÇÃO DE CRISE ADRENAL

Todo paciente deve receber instruções por escrito das condutas a seguir nas situações de estresse

Fonte
1. Oprea A, Bonnet NC, Pollé O, Lysy PA. Novel insights into glucocorticoid replacement therapy for pediatric and adult adrenal insufficiency. Ther Adv Endocrinol Metab. 2019 Feb. doi.org/10.1177/2042018818821294.

11 ALTERAÇÕES METABÓLICAS APÓS O TRATAMENTO ONCOLÓGICO

1. RISCO CARDIOVASCULAR

EFEITOS NO METABOLISMO	PATOLOGIAS TRATADAS QUE AFETAM O METABOLISMO
⋆ Obesidade ⋆ Dislipidemia ⋆ Diabetes *mellitus* 2 ⋆ Síndrome metabólica ⋆ Osteoporose	1. Linfoma de Hodgkin 2. Tumores do SNC 3. Tumores do pâncreas 4. LLA 5. TMO

MODALIDADES DE TRATAMENTO QUE ALTERAM A FUNÇÃO METABÓLICA		
Radioterapia	**Quimioterapia**	**Cirurgia**
SNC Abdome TBI	Glicocorticoides Metotrexato	Hipotálamo ⋆ Obesidade hipotalâmica

2. OBESIDADE

CRITÉRIOS CLÍNICOS	
IMC (peso [kg] ÷ estatura² [m]) A partir dos 2 anos de idade	**Índice cintura/estatura:** (circunferência abdominal/estatura) A partir dos 6 anos de idade
Obesidade: IMC ≥ percentil 97 ou índice Z ≥ 2 **Sobrepeso:** IMC entre percentis 85 e 97 ou Z = 1 a 2	**Obesidade:** M > 0,51 F > 0,50

Alerta para obesidade: aumento de 2 pontos do IMC no ano

Acanthosis nigricans: descrever locais, se presente

AVALIAÇÃO BIOQUÍMICA

Jejum de 12 horas

Hemograma
Colesterol total, HDL, LDL, triglicérides
Glicemia, HbA1c, insulina
TGO/TGP, ácido úrico
Ureia, creatinina
T4 livre, TSH
PCR

GTT oral	Insulinemia
Indicado se a glicemia de jejum for 100 a 125 mg/dL Glicose VO: 1,75 g/kg (máx. 75 g) **VN:** 140 a 199 mg/dL, 2 horas após sobrecarga	Aumentada: Pré-puberal: ≥ 15 uU/L Estádio 2 a 4 de Tanner: ≥ 30 uU/L Pós-puberal: ≥ 20 uU/L

IMAGEM

USG de abdome
Avaliar esteatose hepática não alcoólica

Fonte
1. Hudspeth VR, Gold SH, Clemmons DR. Diagnosing and monitoring endocrine dysfunction, diabetes, and obesity in a cohort of adult survivors of childhood cancer. Endocr Pract. 2017;23(12):1394-1401. doi.org/10.4158/ep-2017-0033.

3. DIABETES *MELLITUS*

CRITÉRIOS PARA O DIAGNÓSTICO

Glicemia após 8 horas de jejum	Glicemia 2 horas após sobrecarga oral de glicose: 1,75 g/kg (máx. 75 g)	HbA1c
≥ 126 mg/dL	≥ 200 mg/dL	≥ 6,5%

Fonte
1. American Diabetes Association. Classification and Diagnosis of Diabetes: Standards of Medical Care in Diabetes-2020. Diabetes Care. 2020;43(Suppl. 1):S14-S31. doi.org/10.2337/dc20-S002.

ETIOLOGIA	
Efeitos da radioterapia	
Abdominal	*TBI*
★ Neuroblastoma ★ Tumor de Wilms ★ Sarcomas ★ Linfoma de Hodgkin: radioterapia infradiafragmática	★ LLA ★ Preparo para TMO
★ Lesão da cauda do pâncreas: ★ ↓ insulina Pode ser parcial ★ Alterações da produção de adiponectina e leptina → ★ resistência à insulina	★ Não se conhece ao certo o mecanismo ★ Multifatorial
Doses de radiação ≥ 10 Gy: 11,5% ↑ até 20 a 29 Gy > 30 Gy: platô ≥ 36 Gy para irradiação do baço e gânglios para-aórticos	**Doses de radiação no abdome:** **12 a 15 Gy** ★ Hiperinsulinemia ★ Resistência à insulina ★ ↑ Leptina ★ ↓ Adiponectina ★ Obesidade sarcopênica: ↓ massa muscular, ↓ massa magra e ↑ massa adiposa ★ Outros fatores: ↓ GH, ↓ IGF1 Hipotireoidismo Hipogonadismo

Pacientes que receberam radioterapia no tórax e drogas cardiotóxicas têm maior risco adicional para alterações cardiovasculares

Seguimento:
Avaliar clinicamente: IMC e circunferência abdominal
Solicitar glicemia, hemoglobina glicada e perfil lipídico, anualmente

Fontes
1. Meacham LR, Sklar CA, Li S, Liu Q, Gimpel N, Yasui Y et al. Diabetes mellitus in long-term survivors of childhood cancer: increased risk associated with radiation therapy: a report for the childhood cancer survivor study. Arch Intern Med. 2009;169(15):1381-1388. doi.org/10.1001/archinternmed.2009.209.
2. Ketterl TG, Chow EJ, Leisenring WM, Goodman P, Koves IH, Petryk A et al. Adipokines, inflammation, and adiposity in hematopoietic cell transplantation survivors. Biol Blood Marrow Transplant. 2018;24(3):622-626. doi.org/10.1016/j.bbmt.2017.11.024.

4. SÍNDROME METABÓLICA

DEFINIÇÃO

Critério de Cook et al.: alteração em 3 dos 5 marcadores

1. Glicemia de jejum	2. Triglicérides	3. HDL	4. Circunferência abdominal	5. PA
≥ 100 mg/dL	≥ 110 mg/dL	< 40 mg/dL	≥ percentil 90	≥ percentil 90

Fonte
1. Cook S, Weitzman M, Auinger P, Nguyen M, Dietz WH. Prevalence of a metabolic syndrome phenotype in adolescents: findings from the third National Health and Nutrition Examination Survey, 1988-1994. Arch Pediatr Adolesc Med. 2003;157(8):821-827. doi.org/10.1001/archpedi.157.8.821.

CRITÉRIOS CLÍNICOS E BIOQUÍMICOS

Diabetes tipo 2
Glicose de jejum ≥ 110 mg/dL

Fatores de risco para doença cardiovascular

★ Obesidade abdominal	↑ Circunferência abdominal
★ Dislipidemia aterogênica	↑ Triglicérides > 150 mg/dL ↑ Apolipoproteína B ↓ HDL: M < 40 mg/dL, F < 50 mg/dL
★ Hipertensão arterial	PA > percentil 95 para idade e sexo
★ Resistência à insulina/intolerância à glicose	Glicose de jejum ≥ 110 mg/dL 2 horas após sobrecarga de glicose: > 140 mg/dL
★ Estado pró-inflamatório	↑ PCR
★ Estado protrombótico	↑ Fibrinogênio ↑ PAI-1 (fator inibidor do ativador do plasminogênio)

ETIOLOGIA

Radioterapia de crânio e TBI

São riscos independentes para obesidade e síndrome metabólica

Alterações hormonais/metabólicas	Estado inflamatório
★ ↓ GH, ↓ IGF1 ★ Dislipidemia: ↑ ácidos graxos livres ★ Obesidade Hiperinsulinemia ★ Hipotireoidismo ★ ↓ Testosterona	★ ↑ Leptina ★ ↑ PCR ★ ↑ TNF-α ★ ↑ IL-6 ★ ↓ Adiponectina

Hipertrofia dos adipócitos → resistência à insulina
↑ Ácidos graxos livres ao fígado alteram o seu metabolismo → maior produção de glicose
Músculo: resistência à insulina → intolerância à glicose

Fatores adicionais

* Sedentarismo
* Dieta
* Tabagismo
* Genética

LLA: efeito principalmente da **TBI** pré-TMO
Radioterapia de crânio ≥ 20 Gy
Após 15 anos do tratamento: maior índice de obesidade no sexo feminino, principalmente se recebeu a radioterapia antes dos 4 anos de idade
F: 2,6
M: 1,8

O efeito da radioterapia no SNC seria diminuir a sensibilidade dos receptores da leptina por lesão do núcleo ventromedial do hipotálamo. Como resultado, haveria diminuição da saciedade e do gasto energético
Valores maiores de leptina são encontrados em pacientes irradiados, principalmente se também apresentarem deficiência do GH

Tumores do SNC → lesões do hipotálamo:
Próprio tumor ou efeito do tratamento (radioterapia, cirurgia):
Alterações no centro de saciedade e deficiências hormonais
Craniofaringeoma de localização suprasselar evolui com obesidade importante e de difícil tratamento

↑ **Gordura visceral** → **risco importante para síndrome metabólica**

Circunferência abdominal (adultos jovens sobreviventes)
Maior em pacientes que receberam radioterapia no crânio: 104 cm
TBI: 91 cm
Normais: 99,6 cm

LLA: prevalência de riscos metabólicos

TMO/TBI	TMO	QT	QT + Rad. crânio
OR: **6,26**, 95%CI 4,17 a 9,36	OR: **2,18**, 95%CI 0,97 a 4,68	OR: **1,68**, 95%CI 1,17 a 2,41	OR: **2,32**, 95%CI 1,36 a 3,97
p < 0,01	p = 0,057	p = 0,005	p = 0,002

Glicocorticoterapia prolongada e inibidores da calcineurina utilizados para evitar a DECH (doença de enxerto contra o hospedeiro) após a TMO são fatores que também contribuem para a síndrome metabólica

EXAMES PARA DIAGNÓSTICO E SEGUIMENTO

Colesterol total, VLDL, LDL, HDL, triglicérides
TNF-α (fator α de necrose tumoral), IL-6 (interleucina-6)
T4 livre, TSH, IGF1, E2, testosterona total
Leptina, adiponectina

IMPORTANTE:

* Identificar os pacientes de risco para orientações preventivas
* Dieta balanceada
* ↑ Atividade física
* Eliminar tabagismo
* Controles clínicos periódicos a cada 4 a 6 meses na fase de crescimento e, depois, anualmente

* Solicitar avaliação cardiológica
* Seguimento com nutricionista

Fontes

1. Oeffinger KC, Mertens AC, Sklar CA, Yasui Y, Fears T, Stovall M et al. Obesity in adult survivors of childhood acute lymphoblastic leukemia: a report from the Childhood Cancer Survivor Study. J Clin Oncol. 2003;21(7):1359-1365. doi.org/10.1200/jco.2003.06.131.
2. Grundy SM, Brewer Jr HB, Cleeman JI, Smith Jr SC, Lenfant C. Definition of metabolic syndrome: report of the National Heart, Lung, and Blood Institute/American Heart Association conference on scientific issues related to definition. Circulation. 2004;109(3):433-438. doi.org/10.1161/01.ATV.0000111245.75752.C6.
3. Després JP, Lemieux I. Abdominal obesity and metabolic syndrome. Nature. 2006;444(7121):881-887. doi.org/10.1038/nature05488.
4. Müller HL. Childhood craniopharyngioma. Horm Res Paediatr. 2008;69(4):193-202. doi.org/10.1159/000113019.
5. Lustig RH. Hypothalamic obesity after craniopharyngioma: mechanisms, diagnosis, and treatment. Front Endocrinol. 2011;2:60. doi.org/10.3389/fendo.2011.00060.
6. DeFilipp Z, Duarte RF, Snowden JA, Majhail NS, Greenfield DM, Miranda JL et al. Metabolic syndrome and cardiovascular disease following hematopoietic cell transplantation: screening and preventive practice recommendations from CIBMTR and EBMT. Bone Marrow Transplant. 2017;52(2):173-182. doi.org/10.1016/j.bbmt.2016.05.007.
7. Wang KW, De Souza RJ, Fleming A, Singh SK, Johnston DL, Zelcer SM et al. Adiposity in childhood brain tumors: a report from the Canadian Study of Determinants of Endometabolic Health in Children (CanDECIDE Study). Sci Rep. 2017;7:45078. doi/org/10.1038/srep45078.
8. Bielorai B, Pinhas-Hamiel O. Type 2 diabetes mellitus, the metabolic syndrome, and its components in adult survivors of acute lymphoblastic leukemia and hematopoietic stem cell transplantations. Curr Diab Rep. 2018;18(6). doi:10.1007/s11892-018-0998-0.
9. Friedman DN, Tonorezos ES, Cohen P. Diabetes and metabolic syndrome in survivors of childhood cancer. Horm Res Paediatr. 2019;91(2):118-127. doi.org/10.1159/000495698.
10. Abuzzahab MJ, Roth CL, Shoemaker AH. Hypothalamic obesity: prologue and promise. Horm Res Paediatr. 2019;91(2):128-136. doi.org/10.1159/000496564.
11. Sims ED, Jennings WJ, Empringham B, Fleming A, Portwine C, Johnston DL et al. Circulating leptin levels are associated with adiposity in survivors of childhood brain tumors. Sci Rep. 2020;10(1):1-7. doi.org/10.1038/s41598-020-61520-2.

12 OSTEOPOROSE SECUNDÁRIA AO TRATAMENTO ONCOLÓGICO

DEFINIÇÃO
Fragilidade óssea em decorrência de fatores intrínsecos ao tecido ósseo, resultando em fraturas

DIAGNÓSTICO

Fratura de vértebra por compressão não traumática (VF [vertebral fracture])	Fratura de ossos longos antes dos 10 anos: ≥ 2 fraturas antes dos 19 anos: ≥ 3 fraturas	BMD escore Z ≤ -2
É suficiente para o diagnóstico o RX da coluna vertebral (lateral)	Na ausência de VF	VF + escore Z ≤ -2: pior prognóstico

BMD escore Z > -2 não exclui a fragilidade óssea e o risco de fraturas
LLA: 48% das crianças com fraturas ao diagnóstico apresentam BMD escore Z > -2
BMD deve ser ajustada para idade, sexo, etnia e tamanho corporal
Difícil mensurar em crianças menores de 5 anos por problemas técnicos
Crianças com baixa estatura devem ter ajuste com a estatura para que não se subestimem os valores encontrados: calcular a densidade mineral da coluna lombar em g/cm^3

Densitometria óssea isolada não é suficiente para o diagnóstico de osteoporose e não deve ser parâmetro para o diagnóstico

VF: dor lombar é a principal queixa
As fraturas podem ser assintomáticas em 33 a 50% dos pacientes
Ausência de dor não afasta VF

Outras fraturas: fêmur, tíbia, úmero, antebraço, tornozelos, pés e, mais raramente, costelas

Fontes
1. Bishop N, Arundel P, Clark E, Dimitri P, Farr J, Jones G et al. Fracture prediction and the definition of osteoporosis in children and adolescents: the ISCD 2013 Pediatric Official Positions. J Clin Densit. 2014;17(2):275-280. doi.org/10.1016/j.jocd.2014.01.004.
2. Ward LM, Konji VN, Ma J. The management of osteoporosis in children. Osteoporosis Int. 2016;27(7):2147-2179. doi.org/10.1007/s00198-016-3515-9.

ETIOLOGIA		
Patologias	Drogas	Sequelas do tratamento (cirurgia, radioterapia, quimioterapia)
LLA 1/3 com VF ao diagnóstico > frequência e grave nos 2 primeiros anos do tratamento	⋆ Glicocorticoides ⋆ Metotrexato ⋆ Inibidores da calcineurina (⋆ ciclosporina)	1. Hipogonadismo (⋆ ooforectomia, ⋆ ciclofosfamida, ⋆ bussulfano, ⋆ melfalano, ⋆ tiotepa, ⋆ radioterapia: testículos, ovários, SNC) 2. Deficiência do GH (⋆ radioterapia do SNC)

Deficiência precoce do GH + hipogonadismo = maior perda de BMD

Presença de VF ao iniciar glicocorticoide é compatível com futuras fraturas
É necessária a monitorização desses pacientes

Se a glicocorticoterapia for planejada para ≥ 3 meses

Realizar RX e densitometria, inicialmente
Monitorar após 3 meses: primeiro incidente de VF ocorre aos 4 meses e pico de maior incidência é aos 12 meses
Densitometria óssea é recomendada a cada 6 meses

Após 6 anos de terminada a quimioterapia

As crianças com LLA apresentam déficit de mineralização óssea, sendo mais importante naquelas com mais de 10 anos de idade ao diagnóstico
Crianças menores ao diagnóstico podem evoluir com recuperação total da vértebra

Fontes
1. Gleeson HK, Darzy K, Shalet SM. Late endocrine, metabolic and skeletal sequelae following treatment of childhood cancer. Best Pract Res Clin Endocrinol Metab. 2002;16(2):335-348. doi.org/10.1053/beem.2002.0201.
2. Halton J, Gaboury I, Grant R, Alos N, Cummings EA, Matzinger M et al. Advanced vertebral fracture among newly diagnosed children with acute lymphoblastic leukemia: results of the Canadian Steroid-Associated Osteoporosis in the Pediatric Population (STOPP) research program. J Bone Min Res. 2009;24(7):1326-1334.
3. Vitanza NA, Hogan LE, Zhang G, Parker RI. The progression of bone mineral density abnormalities after chemotherapy for childhood acute lymphoblastic leukemia. J Pediatr Hematol Oncol. 2015;37(5):356-361. doi.org/10.1097/mph.0000000000000263.
4. Petraroli M, D'Alessio E, Ausili E, Barini A, Caradonna P, Riccardi R et al. Bone mineral density in survivors of childhood brain tumours. Childs Nerv Syst. 2006;23(1):59-65. doi.org/10.1007/s00381-006-0175-7.

1. EFEITOS PARA A OSTEOPOROSE

GLICOCORTICOIDE	METOTREXATO
⋆ Diminui a absorção intestinal e aumenta a excreção renal do cálcio	⋆ Agonista antifolato ⋆ Inibe a enzima di-hidrofolato redutase (DHFR)

★ Altera o balanço entre a reabsorção e a formação óssea: ★ Aumenta a vida útil dos osteoclastos ★ Diminui a diferenciação, a replicação e a atividade dos osteoblastos	★ A DHFR catalisa a conversão do di-hidrofolato em tetra-hidrofolato, o que limita a produção de timidina e purina, prejudicando a síntese do DNA e RNA
★ Diminui a secreção da IGF1 e sua atividade na placa epifisária, diminuindo o crescimento	★ Diminui a proliferação dos pré-osteoblastos e osteoblastos
★ Aumenta a ação do PTH, estimulando os seus receptores no osso	★ Simultaneamente, aumenta a formação dos osteoclastos na medula óssea, aumentando a densidade dos osteoclastos na superfície óssea
★ Inibe a osteocalcina e o colágeno tipo 1	★ Osteossarcomas: osteopatia
★ Diminui a massa muscular	★ Produz dor e fraturas
★ Dexametasona: maior incidência de fraturas e osteonecrose que a prednisona	★ Nefrotóxico: altera o metabolismo do cálcio, resultando em hipomagnesemia, que afeta a formação óssea

Associação de glicocorticoide e metotrexato no tratamento das LLA resulta em perda óssea grave que não se recupera

RADIOTERAPIA

Efeito direto na microcirculação e efeito citotóxico nos condrócitos das epífises
★ Osteopenia local e diminuição do crescimento vertebral: cifoescoliose, encurtamento da coluna com redução da altura sentada
★ Pior prognóstico: doses > 20 Gy e em menores idades
★ TBI: ↓ GH, joelho valgo (ruptura assimétrica epifisária)

Fontes
1. Delany AM, Dong Y, Canalis E. Mechanisms of glucocorticoid action in bone cells. J Cell Biochem. 1994;56(3):295-302. doi.org/10.1002/jcb.240560304.
2. Wilson CL, Ness KK. Bone mineral density deficits and fractures in survivors of childhood cancer. Curr Osteoporos Rep. 2013;11(4):329-337. doi.org/10.1007/s11914-013-0165-0.

2. MÉTODO SEMIQUANTITATIVO DE GENANT PARA AVALIAR AS FRATURAS VERTEBRAIS

GRAU 0	GRAU 1	GRAU 2	GRAU 3
< 20%	≥ 20 a 25%	≥ 25 a 40%	≥ 40%
Normal	Leve	Moderada	Grave

Quando a altura anterior da vértebra é comparada com a altura posterior, podem ocorrer:
* **fratura em cunha anterior,** * **fratura bicôncava,** * **fratura por esmagamento**
A gravidade depende do grau de comprometimento

* **A gravidade da VF** prevê o potencial de recuperação espontânea de remodelagem vertebral
* **O maior comprovante da validade do método é que, ao diagnóstico de LLA, a classificação de gravidade inicial pode prever novas fraturas nos 3 anos seguintes**
* **É importante o diagnóstico precoce**
Morbidade óssea é mais grave nos dois primeiros anos

* Esse sistema permite calcular a soma dos graus ao longo do comprimento da coluna (SDI), configurando um índice da morbidade da coluna

* **O método mostra que a VF tem distribuição bimodal:**
T4-L4 com predileção da região média do tórax
T5-T8: local da cifose natural e junção toracolombar: local de transição para lordose natural

AVALIAÇÃO

Fratura vertebral

1. Radiografia lateral da coluna toracolombar:
É o método de imagem mais comum para detectar VF
2. Densitometria da fratura da vértebra (VFA [*vertebral fracture assessment*]) com imagens laterais da coluna
Vantagens: menor radiação, com captação de toda coluna

BMD

Densitometria óssea
* L1-L4 + corpo total (exceto a cabeça)
* **BMD deve ser ajustado** para idade, sexo, tamanho corporal, etnia, estádio puberal e idade óssea
* Pode ser subestimada em crianças com baixa estatura, devendo ser corrigida
* **Técnica de BMAD** (*bone mineral apparent density*) ou **BMD volumétrico em g/cm^3** são utilizadas para essas crianças
* BMAD é útil para prever futuras fraturas vertebrais
* Existe uma relação inversa entre BMD e taxa de fraturas

No seguimento:
Pacientes tratados de LLA na infância: 5,7% têm osteoporose aos 31 anos de idade
Pior prognóstico e maior risco: radioterapia cranioespinal e do SNC com **doses > 20 Gy**
Sexo feminino é mais suscetível

Fontes
1. Genant HK, Wu CY, Van Kuijk C, Nevitt MC. Vertebral fracture assessment using a semiquantitative technique. J Bone Miner Res. 1993;8(9):1137-1148. doi.org/10.1002/jbmr.5650080915.
2. Ward LM, Ma J, Lang B, Ho J, Alos N, Matzinger MA et al. Bone morbidity and recovery in children with acute lymphoblastic leukemia: results of a six-year prospective cohort study. J Bone Miner Res. 2018;33(8):1435-1443. doi.org/10.1002/jbmr.3447.
3. Gurney JG, Kaste SC, Liu W, Srivastava DK, Chemaitilly W, Ness KK et al. Bone mineral density among long-term survivors of childhood acute lymphoblastic leukemia: results from the St. Jude Lifetime Cohort Study. Pediatr Blood Cancer. 2014;61(7):1270-1276. doi.org/10.1002/pbc.25010.
4. Ma J, Siminoski K, Alos N, Halton J, Ho J, Cummings EA et al. Impact of vertebral fractures and glucocorticoid exposure on height deficits in children during treatment of leukemia. J Clin Endocrinol Metabol. 2019;104(2):213-222. doi.org/10.1210/jc.2018-01083.

3. ALTERAÇÕES ÓSSEAS NO TRANSPLANTE AUTÓLOGO DE MEDULA ÓSSEA (TMO)

★ As alterações ósseas observadas podem ser: **osteoporose** e **osteonecrose**

3.1. Osteoporose

CONSIDERAÇÕES GERAIS

★ Não há tratamento preventivo para a osteoporose dos pacientes com LLA que recebem transplante alogênico de medula óssea

★ O aporte de cálcio e a normalização da vitamina D3 são importantes para a reposição normal e para a prevenção do raquitismo, mas não previnem a osteoporose

FATORES QUE CONTRIBUEM PARA A OSTEOPOROSE

1. Desnutrição
Inapetência, perda de peso (efeito da patologia e da quimioterapia)
★ **Dieta:**
Assegurar aportes calórico, proteico, de sais minerais e de vitaminas adequados
★ Manter aporte mínimo de **cálcio:**
1 a 3 anos: 700 mg/dia
4 a 8 anos: 1.000 mg/dia
9 a 18 anos: 1.300 mg
★ Manter níveis de **vitamina D3** > 30 ng/mL
Doses de manutenção: 600 UI a 1.000 UI/dia VO
★ Tratar a deficiência (valores < 20 ng/mL): 50.000 UI a cada 7 dias durante 8 semanas VO

2. Inatividade física prolongada
Incentivar exercícios físicos dentro das possibilidades

3. Massa muscular diminuída
Melhora com atividade física

4. Glicocorticoterapia e imunoterapia prolongadas

5. TBI
Lesão das células osteoprogenitoras: diminuição da formação óssea

6. Doença de enxerto contra o hospedeiro (DECH)
Ativação de citocinas:
Provoca ativação dos osteoclastos e diminuição do número e da função dos osteoblastos

7. Não se sabe se o próprio transplante alogênico contribui para a osteoporose

APÓS 5 ANOS DO TRANSPLANTE

Há comprometimento importante do crescimento, da BMD espinal e tibial, e das dimensões corticais

Fontes
1. Ross AC, Manson JE, Abrams SA, Aloia JF, Brannon PM, Clinton SK et al. The 2011 report on dietary reference intakes for calcium and vitamin D from the Institute of Medicine: what clinicians need to know. J Clin Endocrinol Metabol. 2011;96(1):53-58. doi.org/10.1210/jc.2010-2704.
2. Holick MF, Binkley NC, Bischoff-Ferrari HA, Gordon CM, Hanley DA, Heaney RP et al. Evaluation, treatment, and prevention of vitamin D deficiency: an Endocrine Society clinical practice guideline. J Clin Endocrinol Metabol. 2011;96(7):1911-1930. doi.org/10.1210/jc.2011-0385.

EXAMES DE CONTROLE E SEGUIMENTO

★ Antes do transplante, a cada 6 meses durante um ano e, depois, anualmente por 5 anos:
1. Peso, estatura, estádio puberal, história de fraturas, sensibilidade espinal (dor)
2. Cálcio, fósforo, fosfatase alcalina, PTH, 25-hidroxivitamina D (25-OH-D), T4 livre, TSH
Em crianças > 11 anos de idade: LH, FSH, E2, testosterona

★ **Densitometria óssea L1-L4:**
Antes e após 1 ano da TMO
Depois, anualmente durante 5 anos
★ **Densitometria óssea VFA ou RX lateral da coluna:**
Antes do transplante e após 12 e 24 meses

Screening anual para detectar VF:
★ RX da coluna vertebral ou densitometria óssea:
Usar escala de Genant para classificar a gravidade do comprometimento
★ Pacientes estáveis sem novas fraturas e sem riscos recentes:
Screening pode ser interrompido após 2 anos do transplante

★ **Pacientes com dor lombar em qualquer tempo: realizar radiografia ou RNM**

Fonte
1. Kuhlen M, Kunstreich M, Niinimaki R, Dunstheimer D, Lawitschka A, Bardit E et al. Guidance to bone morbidity in children and adolescents undergoing allogeneic hematopoietic stem cell transplantation. Biol Blood Marrow Transplant. 2020;26(2):e27-e37. doi.org/10.1016/j.bbmt.2019.10.007.

TRATAMENTO

1. Medidas gerais

★ Nutrição: adequar aporte
★ Atividade física: incentivar dentro das possibilidades
★ Reposições hormonais, se necessário: hormônio de crescimento, esteroides sexuais

2. BIFOSFONATOS

★ Inibem os osteoclastos
★ Aumentam a massa óssea
★ Efeito prolongado: pamidronato é excretado na urina até 8 anos após finalização do tratamento

IMPORTANTE:

A maioria das crianças portadoras de **LLA que estão na fase de crescimento** recupera espontaneamente a perda óssea, remodelando a vértebra, não necessitando do tratamento

Indicações

1. Fraturas de ossos longos e de vértebras sintomáticas ou não
2. Grau 1 de Genant assintomática ou com sintomas leves: monitorar evolução
Se houver perda da altura vertebral, iniciar tratamento
3. Tratamento de risco prolongado
4. Falta de recuperação espontânea

Avaliar o potencial do tratamento

Gravidade da osteoporose, incluindo grau de colapso vertebral, potencial residual de crescimento e fatores de risco envolvidos

* **Nas crianças menores, pré-puberais, com glicocorticoterapia suspensa:**
Tratamento conservador com monitoramento

* **Crianças peripuberais ou puberais com fatores de risco que impedem a recuperação espontânea são candidatas ao tratamento**

* **Dor com limitação da qualidade de vida**
É indicação de tratamento mesmo nos pacientes que apresentam potencial de recuperação espontânea

BIFOSFONATOS

Administração IV mais eficaz que a VO

Tipo	Idade	Dose IV	Frequência
Pamidronato Dose máxima: 9 mg/kg/ano 60 mg/dose, divididos em frações por 3 dias	< 2 anos	1,5 mg/kg	A cada 2 meses
	2 a 3 anos	2,25 mg/kg	A cada 3 meses
	≥ 3 anos	3,0 mg/kg	A cada 4 meses
Ácido zoledrônico Dose máxima: 0,1 mg/kg/ano 5 mg/ano	< 2 anos	0,025 mg/kg	A cada 3 meses
	> 2 anos	0,05 mg/kg	A cada 6 meses

Exames de controle antes de iniciar o tratamento

Hemograma, ureia, função hepática, cálcio, magnésio, fósforo, vitamina D3, PTH
Avaliação odontológica

Contraindicações

Hipocalcemia não tratada, deficiência de vitamina D, raquitismo/osteomalacia, insuficiência renal

Efeitos colaterais

Imediatos

1. Febre, dor óssea e lombar, náusea, vômitos, mal-estar: 24 a 72 horas após dose inicial. Controlados com sintomáticos
2. **Hipocalcemia assintomática**
Geralmente **1 a 3 dias após a infusão** e mais importante na primeira infusão (> de 30% dos pacientes)
* **Conduta**: diminuir a dose inicial e suplementar com cálcio durante os 5 a 10 dias seguintes após infusão e assegurar níveis normais da vitamina D antes e após tratamento

Tardios

Osteonecrose da mandíbula
Frequente em adultos
Embora não relatada em crianças, é importante realizar **avaliação odontológica**
Realizar procedimentos odontológicos necessários antes do uso do bifosfonato
Seguimento posterior

Tempo de tratamento

* **Repetir a densitometria óssea após 12 meses e reavaliar**
* **Fatores de risco ainda presentes**: considerar mais 1 ano de tratamento e reavaliar
* **Duração do tratamento**: até terminar o crescimento em crianças com fatores de risco permanentes

* **Benefício máximo se observa aos 2 anos de tratamento**
* Se o paciente está clinicamente estável: diminuir a dose pela metade ou menos, até terminar o crescimento

Meta

Preservar o ganho obtido durante as doses altas de tratamento, evitando excessos

Critérios para suspender

Resolução dos riscos:
* Glicocorticoide suspenso
* Recuperação da mobilidade: sem fraturas de vértebras ou outras fraturas durante, pelo menos, 6 a 12 meses
* Corpos vertebrais fraturados anteriormente, estabilizados ou remodelados, e * BMD escore Z adequado para a estatura
* Reiniciar tratamento se os fatores anteriores recidivarem

Suspender o tratamento após a fusão epifisária
Essa conduta mantém o BMD escore Z mais estável após 2 anos

Fontes
1. Ward LM, Konji VN, Ma J. The management of osteoporosis in children. Osteoporos Int. 2016;27(7):2147-2179. doi.org/10.1007/s00198-016-3515-9.
2. Simm PJ, Biggin A, Zacharin MR, Rodda CP, Tham E, Siafarikas A et al. Consensus guidelines on the use of bisphosphonate therapy in children and adolescents. J Paediatr Child Health. 2018;54(3):223-233. doi.org/10.1111/jpc.13768.
3. Kuhlen M, Kunstreich M, Niinimaki R, Dunstheimer D, Lawitschka A, Bardit E et al. Guidance to bone morbidity in children and adolescents undergoing allogeneic hematopoietic stem cell transplantation. Biol Blood Marrow Transplantat. 2020;26(2):e27-e37. doi.org/10.1016/j.bbmt.2019.10.007.

3.2. Osteonecrose

DEFINIÇÃO
Necrose avascular do osso caracterizada pela morte do segmento afetado

ETIOLOGIA
Multifatorial

Patogenia
1. Apoptose dos osteócitos com supressão dos osteoblastos
2. Proliferação e hipertrofia dos lipócitos da medula óssea → diminuição do fluxo sanguíneo
3. Isquemia por alteração da musculatura lisa vascular

SINTOMAS
Depende do local afetado e do tempo de evolução

Metáfise dos ossos longos
Assintomática no início, sendo a dor induzida por pressão no osso afetado, tipicamente em membros inferiores
Evolui progressivamente, manifestando-se mesmo no repouso

Grandes articulações
Dor de intensidade progressiva, ocorrendo colapso articular com edema e endurecimento articular, o que prejudica e limita as atividades diárias (dificuldade para subir escadas, alterações da marcha, posição antálgica)
★ **Nos pacientes sintomáticos, geralmente são poliarticulares e bilaterais**

Considerações
A evolução para o **colapso articular** é variável:
De vários meses a mais de 1 ano
Diagnóstico:
★ Avaliação clínica e RNM
Prevalência de 30% nos pacientes avaliados
★ **As articulações dos joelhos e dos quadris são as mais afetadas, sendo a extensão da lesão do quadril o marcador para a evolução clínica**
Lesões dos quadris são de pior evolução

Risco maior
★ Crianças de maior idade ao tratamento
★ > grau 1 de osteonecrose após 6 a 8 meses do tratamento → > risco de evoluírem para sintomáticas

SEGUIMENTO

Em cada consulta, perguntar se há queixa de dor e, se houver, administrar analgésicos

Nos pacientes sintomáticos, realizar RNM: joelhos e tornozelos
Repetir após 3 meses se houver piora dos sintomas
Dor persistente, mas sem piora: RNM após 6 meses
Consultar ortopedista

* Limitar, se possível, o uso de glicocorticoides, indicando imunossupressores alternativos
* Ter como prioridade o tratamento da doença de rejeição de enxerto do hospedeiro

TRATAMENTO

Artroplastia, bifosfonatos

Fonte
1. Sala A, Mattano LA, Barr RD. Osteonecrosis in children and adolescents with cancer - an adverse effect of systemic therapy. Eur J Cancer 2007;43(4):683-689. doi.org/10.1016/j.ejca.2006.11.002.

TABELA-RESUMO DA PARTE 2

A tabela a seguir resume os efeitos tardios das alterações endocrinológicas.

CRESCIMENTO	GÔNADAS	TIREOIDE	ADRENAIS	DISTÚRBIOS METABÓLICOS
1. Deficiência do GH SNC: Cirurgia: pituitária/hipotálamo Radioterapia: > 30 Gy TBI: 10 Gy: pior se a dose for única Inibidores da tirosina quinase (imatinibe, sorafenibe, sunitinibe) Anticorpos monoclonais anti-CTLA-4 (ipilimumabe) 2. Puberdade precoce SNC: Radioterapia: > 18 Gy para sexo F 18 a 50 Gy para ambos os sexos 3. Alterações da placa de crescimento Retardo: glicocorticoide Fechamento precoce: ácido retinoico e vismodegibe 4. Encurtamento da coluna espinal/escoliose Radioterapia da coluna espinal, neuroeixo, TBI Estatura final baixa	Hipogonadismo primário QT: Alquilantes Metais pesados Bussulfano Ciclofosfamida Gonadectomia bilateral Radioterapia: Pelve, flancos, sacral, lombar, espinal, inguinal, Y invertido, abdome, próstata, total, hemiabdome, abaixo da crista ilíaca, bexiga, vagina, testículos TBI/MIBG Útero: radioterapia: insuficiência vascular, hipoplasia (riscos obstétricos) Hipogonadismo secundário ↓ LH/FSH SNC: cirurgia/radioterapia > 30 Gy Imunoterapia: Anti-CTLA-4: ipilimumabe	1. Hipotireoidismo primário/nódulos/câncer Radioterapia: 10 a 30 Gy Cervical Supraclavicular, anel de Waldeyer Rinofaringe Mediastino Neuroeixo Manto TBI: 10 a 12 Gy I131-MIBG 2. Hipertireoidismo (mais raro) 3. Hipotireoidismo/hipertireoidismo Imunoterapia: inibidores da tirosina quinase (imatinibe, sorafenibe, sunitinibe) 4. Hipotireoidismo: Tireoidectomia total 5. Hipotireoidismo central ↓ TSH SNC: cirurgia/radioterapia > 30 Gy Imunoterapia: Anti-CTLA-4: ipilimumabe Anti PD-1: nivolumabe Mitotane	1. Insuficiência primária Adrenalectomia bilateral Mitotane 2. Insuficiência secundária Glicocorticoterapia prolongada (transitória) ↓ ACTH SNC: cirurgia/radioterapia > 30 Gy Imunoterapia anti-CTLA-4: ipilimumabe	1. Obesidade Dislipidemia Síndrome metabólica Diabetes *mellitus* 2 Osteoporose Radioterapia: SNC: > 30 Gy TBI: 10 Gy Cirurgia: SNC/hipotálamo 2. Osteoporose Glicocorticoide Metotrexato

PARTE 3

PREPARO PRÉ-CIRÚRGICO

13 CIRURGIA DOS TUMORES DO SISTEMA NERVOSO CENTRAL (SNC)

1. AVALIAÇÕES ANTES DA CIRURGIA

ANAMNESE	
Sintomas: neurológicos, de hipotireoidismo, de insuficiência adrenal, alterações visuais, velocidade de crescimento	
Peso, estatura, IMC, estádio puberal de Tanner, PA	

EXAMES	
Laboratório	**Imagem**
Glicose, eletrólitos, ureia, creatinina, hemograma IGF1, T4 livre, TSH, cortisol às 8h00 Marcadores: alfafetoproteína, β-HCG LH/FSH, testosterona, estradiol: nos pacientes puberais	RNM do encéfalo Idade óssea

2. MEDICAÇÕES ANTES E DURANTE A CIRURGIA

LEVOTIROXINA
Receber a mesma dose VO no dia da cirurgia

GLICOCORTICOIDE
Se recebia por via oral, passar a administrar via IV durante a cirurgia, aumentando a dose para o estresse cirúrgico

DDAVP
Administrar a dose habitual na noite anterior

DOSES DE HIDROCORTISONA

Idade (anos)	Hidrocortisona IV (mg)	Hidrocortisona (mg) – manter IV 6/6 horas
< 3 a 5	25	6,25
5 a 10	50	12,5
> 10	100	25

Administrar IV ou IM 1 hora antes e IV contínuo durante o ato cirúrgico
Manter a mesma dose fracionada a cada 6 horas logo após a cirurgia

Regra geral: 60 a 100 mg/m²

3. CUIDADOS APÓS A CIRURGIA: ALTERAÇÕES HIDROELETROLÍTICAS NO PÓS-OPERATÓRIO

3.1. Diabetes *insipidus* e hiponatremia (SIADH)

ORIENTAÇÕES GERAIS

Paciente deve ser internado em UTI

Manter as medicações hormonais

- **Levotiroxina:** doses habituais
- **Hidrocortisona:**
- Durante as primeiras 72 horas
- Manter as doses de estresse correspondentes fracionadas a cada 6 horas IV
- Diminuição progressiva conforme a evolução clínica
- Passando a doses fisiológicas por VO
- Dose fisiológica: 10 mg/m²/24 horas

½ às 8h00
¼ às 12h00
¼ às 20h00

- **DDAVP:**

Doses são ajustadas de acordo com o balanço hídrico e o sódio sérico

CONTROLES

1. Balanço hídrico a cada 6 horas
2. Eletrólitos a cada 6 horas
Se houver alteração do sódio sérico em > 5 mEq/L, monitorar a cada 4 horas
3. Dosar T4 livre nos pacientes com valores normais antes da cirurgia

- **Avaliar sensação de sede**

DIABETES *INSIPIDUS*

Tumores selares e suprasselares: prevalência após a cirurgia

Cirurgia agressiva	Ressecções parciais	Cirurgias por via transesfenoidal
83% (60 a 90%)	50 a 55%	3,5%

DIAGNÓSTICO

Osmolaridade plasmática	★ Osmolaridade urinária	★ OsmU/OsmP
> 300 mOsm/kg	< 200 mOsm/kg	< 1

★ Densidade urinária < 1.005

★ Diurese > 2,5 mL/kg/h em 2 horas consecutivas

Após a cirurgia, há 3 fases de alterações hidroeletrolíticas

1. Diabetes *insipidus* transitório	2. SIADH (secreção inadequada da vasopressina)	3. Diabetes *insipidus* permanente

1ª FASE 1 – DIABETES *INSIPIDUS* TRANSITÓRIO

★ Lesão da haste da pituitária interrompendo a comunicação dos neurônios do hipotálamo com a neuro-hipófise
★ Diminuição da secreção da vasopressina

Início: primeiras 24 a 48 horas
Duração: 5 a 7 dias

Diagnóstico

Osmolaridade plasmática > 300 mOsm/kg
Osmolaridade urinária < 200 mOsm/kg
OsmU/OsmP < 1
Diurese > 2,5 mL/kg/h em 2 horas consecutivas

Tratamento

1. Regra geral

★ Substituir líquidos IV por VO o mais breve possível
★ SF 0,9% com 2/3 das necessidades de acordo com o balanço a cada 6 horas
Adicionar 300 mL/m² de perdas insensíveis
Prevenir hiponatremia na evolução para SIADH

2. DDAVP

Iniciar com cuidado
Dose:
0,05 a 0,1 mg VO: 1 comp = 0,1 mg
5 a 10 mcg intranasal

Efeito variável: 6 a 18 horas
Ajustar dose se diurese > 2,5 mL/kg/h em 2 horas consecutivas
Não administrar a próxima dose sem reavaliar o balanço hídrico e o sódio sérico, a fim de evitar hiponatremia → 2ª fase

2ª FASE - SIADH

* Degeneração das terminações nervosas da haste da pituitária
* Liberação incontrolada da vasopressina
* Excreção aumentada de sódio antecede em 6 a 12 horas a SIADH, servindo de alerta

Duração: de 2 a 14 dias

Diagnóstico

* Hiponatremia
Na < 135 mEq/L
* Hiposmolaridade
* **Fase prolongada indica DI permanente**

* Oligúria
* Osmolaridade plasmática < 270 mOsm/kg
* Osmolaridade urinária > 100 mOsm/kg
* Sódio urinário > 20 mEq/L
* ↓ Ht, ureia e ácido úrico
* Atividade renina plasmática abolida
* **Euvolemia**

Tratamento

Restrição de líquidos
* Sintomas e sinais de encefalopatia hiponatrêmica
NaCL 3% IV em *bolus*: 1 a 2 mL/kg/h por 2 a 3 horas
Correção < 10 a 12 mEq/L em 24 horas

Ver Capítulo 18 "Tratamento da SIADH".

3ª FASE - DIABETES *INSIPIDUS* PERMANENTE

* Incapacidade de produção se 80 a 90% dos neurônios estiverem lesados
* Esgotamento das reservas da vasopressina

Tratamento

DDAVP (ver item 4 "Diabetes *insipidus* central de etiologia tumoral", do Capítulo 7 "Distúrbios hidroeletrolíticos")

3.2. CSWS (*cerebral salt wasting syndrome*)

1. Perda do estímulo simpático renal:
* Diminuição da reabsorção de sódio no túbulo proximal
* Aumento de liberação de sódio no túbulo distal
* Aumento do volume sanguíneo arterial efetivo
* Diminuição da renina e da aldosterona → aumento da natriurese

2. Liberação de peptídeos natriuréticos pela lesão cerebral

* **Geralmente ocorre no 3º dia**
* **Aumento abrupto da diurese > 7 mL/kg/h**

Pode ocorrer junto com SIADH
* Hiponatremia: **Na < 135 mEq/L**
* Poliúria e ↑ natriurese
* **Desidratação:** taquicardia, hipotensão, ↓ turgor cutâneo, poliúria → CSWS
* **Hipovolemia**

TRATAMENTO

Reposição de líquidos e sódio
Aumentar ingesta de sódio VO
Florinef® (fludrocortisona): 0,025 a 0,2 mg/dia VO (monitorar K e PA)

Após tratamento, a CSWS pode persistir em

2,9% dos craniofaringeomas
5,6% dos germinomas
4,4% dos gliomas

SIADH + CSWS

Natriurese importante: > 40 mEq/L para ambas as condições

Concentração de sódio urinário mEq/L × volume urinário em 1 litro/24 horas

CSWS	SIADH
Hipovolemia	*Euvolemia*
NaU > ingesta de sódio	NaU = ingesta de sódio

3.3. Adipsia

ETIOLOGIA
* Lesões dos osmorreceptores do hipotálamo durante a cirurgia

RESULTADOS
* Falta de sensação de sede em resposta à hiperosmolaridade
* **Hipernatremia e oscilações da osmolaridade plasmática de difícil controle**
* Maior dificuldade se houver diabetes *insipidus* concomitante

* É importante a avaliação clínica visando ao diagnóstico e ao tratamento
* Sede e desejo de tomar água fria demonstram que o mecanismo da sede está intacto

TRATAMENTO
Ver itens 2 "Hipernatremia" e 3 "Adipsia, do Capítulo 7 "Distúrbios hidroeletrolíticos"

CSWS + DIABETES *INSIPIDUS*
Poliúria não deve ser considerada falta de DDAVP
Muito cuidado nas doses do DDAVP para não piorar a hiponatremia
Monitorar sódio sérico e osmolaridade plasmática

Tratamento
Hidratação, se houver reposição de sódio

Fontes
1. Albanese A. Personal practice: management of hyponatraemia in patients with acute cerebral insults. Arch Dis Child. 2001;85(3):246-251. doi:10.1136/adc.85.3.246.
2. Ghirardello S, Hopper N, Albanese A, Maghnie M. Diabetes insipidus in craniopharyngioma: postoperative management of water and electrolyte disorders. J Pediatr Endocrinol Metabol. 2006;19 (Suppl 1):413-421. PMID:16700319.
3. Rivkees SA. Differentiating appropriate antidiuretic hormone secretion, inappropriate antidiuretic hormone secretion and cerebral salt wasting: the common, uncommon, and misnamed. Curr Opin Pediatr. 2008;20(4):448-452. doi.org/10.1097/MOP.0b013e328305e403.
4. Hardesty DA, Kilbaugh TJ, Storm PB. Cerebral salt wasting syndrome in post-operative pediatric brain tumor patients. Neurocrit Care. 2012;17(3):382-387. doi.org/10.1007/s12028-011-9618-4.
5. Schreckinger M, Szerlip N, Mittal S. Diabetes insipidus following resection of pituitary tumors. Clin Neurol Neurosurg. 2013;115(2):121-126. doi.org/10.1016/j.clineuro.2012.08.009.
6. Edate S, Albanese A. Management of electrolyte and fluid disorders after brain surgery for pituitary/suprasellar tumours. Horm Res Paediatr. 2015;83(5):293-301. doi.org/10.1159/000370065.
7. Raghunathan V, Dhaliwal MS, Gupta A, Jevalikar G. From cerebral salt wasting to diabetes insipidus with adipsia: case report of a child with craniopharyngioma. J Pediatr Endocrinol Metabol. 2015;28(3-4):323-326. doi.org/10.1515/jpem-2014-0224.

14 FEOCROMOCITOMAS/ PARAGANGLIOMAS

1. CUIDADOS GERAIS

1.1. Diagnóstico da hipertensão arterial

HIPERTENSÃO ARTERIAL
Definição: valores > percentil 95 para IC, sexo e estatura Confirmada em pelo menos 3 aferições **Estádio 1:** entre percentis 95 e 99 + 5 mmHg **Estádio 2:** ≥ percentil 99 + 5 mmHg

PRÉ-HIPERTENSÃO	
Crianças	**Adolescentes**
≥ percentil 90 < percentil 95	≥ 120/80 mmHg e < percentil 95

AFERIÇÃO DA PA
Método por ausculta Usar manguito adequado 40% da circunferência do braço no ponto médio entre o acrômio e o olécrano Comprimento de 80 a 100% da circunferência do braço
Som de Korotkoff: 1º sistólica e 5º diastólica
Valores dos percentis: Ver tabelas no Apêndice

Fonte
1. Malachias MVB, Souza WKSB, Plavnik FL, Rodrigues CIS, Brandão AA, Neves MFT. 7ª Diretriz Brasileira de Hipertensão Arterial. Arq Bras Cardiol. 2016;107(3Supl. 3):1-83. doi.org/10.5935/abc.20160152.

AVALIAR FUNÇÃO CARDÍACA

Etiologia da cardiomiopatia

* Dessensibilização dos receptores beta-1 adrenérgicos pelo estímulo crônico

Maior ligação aos receptores alfa em altas concentrações de epinefrina → vasoconstrição → aumento da resistência vascular sistêmica
Ultrapassa o limiar vasodilatador dos betarreceptores

* Sobrecarga de cálcio intracelular

* Estresse oxidativo → radicais livres → **disfunção da mitocôndria**

* **Estímulo dos receptores beta-1**
Efeitos inotrópico e cronotrópico:
Miocárdio → insuficiente oxigênio para maior demanda → áreas de hipóxia

* Elevação do cálcio no citosol do miocárdio e nas mitocôndrias
* É o registro do efeito do aumento mantido de catecolaminas

* Excesso de cálcio na mitocôndria → estresse oxidativo → apoptose e necrose

EFEITO AGUDO DO AUMENTO DAS CATECOLAMINAS NO CORAÇÃO

Secreção aumentada de catecolaminas
⇓
Excitação dos receptores beta-1 adrenérgicos
⇓
Aumento das atividades inotrópicas e cronotrópicas do coração
⇓
Desequilíbrio entre a necessidade de oxigênio e a demanda
⇓
Áreas de hipóxia e isquemia (oxidação das catecolaminas → produção de radicais livres: alterações da mitocôndrias e espasmos das coronárias → lesão celular)
⇓
Miocardiopatia de Takotsubo

Sintoma

Dor no peito

* **ECG**
Alterações do segmento S-T mimetizando síndrome coronariana
Disfunção do ventrículo esquerdo
* **Ecocardiograma**
Disfunção contrátil apical e hipercontratilidade na base do ventrículo esquerdo
Ou
Movimentos anormais da parede da base do VE
Com hipercinesia compensatória do ápice

★ **Coronarioangiografia**
Normal
Disfunção é explicada pelo pico de catecolamina produzindo a disfunção microvascular acompanhada por sobrecarga de cálcio intracelular

Fonte
1. Santos JRU, Brofferio A, Viana B, Pacak K. Catecholamine-induced cardiomyopathy in pheochromocytoma: how to manage a rare complication in a rare disease? Horm Metab Res. 2019 Jul;51(7):458-469. doi.org/10.1055/a-0669-9556.

1.2. Tratamento da hipertensão arterial

IMPORTANTE:

Iniciar 2 a 4 semanas antes da cirurgia

Pacientes portadores de paragangliomas de cabeça e pescoço e com **metanefrinas normais** não necessitam do preparo

OBJETIVOS

1. **Normalizar a pressão arterial**: anti-hipertensivos
2. **Normalizar volemia**: aumentar ingesta hídrica, com 1,5 L a mais do habitual
3. **Tratar arritmias cardíacas**: betabloqueadores
(somente depois de tratar com alfabloqueadores)

1. ANTI-HIPERTENSIVOS

Droga utilizada: bloqueador alfa
Objetivo: diminuir PA < percentil 95 para IC, sexo e estatura
Geralmente em 4,5 ±2,6 semanas

Drogas	Dose inicial	Dose de manutenção	Efeitos colaterais
Fenoxibenzamina (primeira escolha: bloqueador alfa, seletivo)	0,2 mg/kg/dia (máx. 10 mg/dose) ÷ a cada 6 a 8 h	↑ 0,2 mg/kg/dia a cada 4 dias até 0,4 a 1,2 mg/kg/dia ÷ a cada 6 a 8 h (máx. 2 a 4 mg/kg/dia) 7 a 14 dias antes da cirurgia	★ Hipotensão ortostática ★ Taquicardia ★ Congestão nasal
Prazosina ou doxazosina (bloqueador alfa)	1 a 2 mg/dia em dose única ou ÷ em 2x/dia	↑ para 4 mg/dia em dose única ou ÷ em 2x/dia	★ Hipotensão ortostática ★ Tontura

Alfametirosina (metilparatirosina) 2 a 3 dias antes da cirurgia	20 mg/kg/dia ÷ a cada 6 h ou 125 mg/dia Cápsulas de 250 mg abertas e diluídas	↑ até 60 mg/kg/dia ÷ a cada 6 h ou ↑ 125 mg a cada 4 a 5 dias até máximo de 2,5 g/dia durante 8 dias antes da cirurgia	★ Hipotensão ortostática ★ Diarreia ★ Sedação ★ Sintomas extrapiramidais ★ Cristalúria (raro)
Nifedipino	0,25 a 0,5 mg/kg/dia ÷ a cada 12 h	Máx. 3 mg/kg/dia até 120 mg	
Hidralazina	0,75 mg/kg/dia ÷ a cada 6 a 8 h	Máx. 7,5 mg/kg/dia até 200 mg	

★ MONITORAR PA, AVALIAR HIPOTENSÃO ORTOSTÁTICA E AMPLITUDE DO PULSO

Inconvenientes

★ **Fenoxibenzamina**: meia-vida de 24 horas
Aumenta o risco de hipotensão na cirurgia
★ **Prazosina**: meia-vida de 3 horas
Risco de ser deslocado do receptor pelo excesso de catecolaminas na manipulação do tumor

2. EXPANDIR VOLUME

Assegurar aumento de ingesta hídrica: 1,5 L a mais do habitual

Fontes
1. Hack HA. The perioperative management of children with phaeochromocytoma. Pediatr Anesth. 2000;10(5):463-476. doi.org/10.1046/j.1460-9592.2000.00504.x.
2. Romero M, Kapur G, Baracco R, Valentini RP, Mattoo TK, Jain A. Treatment of hypertension in children with catecholamine-secreting tumors: a systematic approach. J Clin Hypertens. 2015;17(9):720-725. doi.org/10.1111/jch.12571.

1.3. Tratamento das arritmias cardíacas

BLOQUEADOR BETA

Pode ser introduzido 2 a 3 dias antes da cirurgia em caso de:
Taquicardia
Arritmias

OBJETIVOS

Controlar a FC para a IC
Nunca administrar antes do tratamento com o bloqueador alfa: ★ risco importante de crise hipertensiva grave

Drogas	Dose inicial	Dose de manutenção	Efeitos colaterais
Propranolol	1 a 2 mg/kg/dia ÷ em 2 a 4x/dia	4 mg/kg/dia até 640 mg/dia ÷ em 2 a 4x/dia	★ Fadiga ★ Tontura ★ Exacerbação da asma
Atenolol	0,5 a 1 mg/kg/dia em dose única ou ÷ em 2x/dia	2 mg/kg/dia até 100 mg/dia em dose única ou ÷ em 2x/dia	★ Fadiga ★ Edema ★ Tontura
Labetolol	1 a 3 mg/kg/dia ÷ em 2 a 3x/dia	10 a 12 mg/kg/dia até 1.200 mg/dia ÷ em 2 a 3x/dia	★ Fadiga ★ Exacerbação da asma ★ Tontura

Fontes
1. Malachias MVB, Souza WKSB, Plavnik FL, Rodrigues CIS, Brandão AA, Neves MFT. 7ª Diretriz Brasileira de Hipertensão Arterial. Arq Bras Cardiol. 2016;107(3 Supl. 3):1-83. doi.org/10.5935/abc.20160152.
2. Naranjo J, Dodd S, Martin YN. Perioperative management of pheochromocytoma. J Cardiothor Vasc Anesth. 2017;31(4):1427-1439. doi.org/10.1053/j.jvca.2017.02.023.

2. ABORDAGEM CIRÚRGICA

LAPAROSCOPIA	INCISÃO AMPLA ABERTA
Tumores < 6 cm	**Tumores ≥ 6 cm**
Menor estímulo cirúrgico Maior visibilidade da cavidade Menor necessidade de fluidos IV Menor tempo cirúrgico Melhor controle da dor Melhor evolução no pós-cirúrgico Retorno mais rápido à VO	Tumores invasivos Tumores bilaterais Feocromocitoma maligno Coagulopatia Trauma ou incisão prévia na área abordada

Fontes
1. Pretorius M, Rasmussen GE, Holcomb GW. Hemodynamic and catecholamine responses to a laparoscopic adrenalectomy for pheochromocytoma in a pediatric patient. Anesth Analg. 1998;87(6):1268-1270. doi.org/10.1097/00000539-199812000-0001.
2. Castinetti F, Qi XP, Walz MK, Maia AL, Sansó G, Peczkowska M et al. Outcomes of adrenal-sparing surgery or total adrenalectomy in phaeochromocytoma associated with multiple endocrine neoplasia type 2: an international retrospective population-based study. Lancet Oncol. 2014;15(6):648-655. doi.org/10.1016/s1470-2045(14)70154-8.

IMPORTANTE:

A. Critério de Roizen para avaliar o efeito do tratamento alfa-adrenérgico
1. PA < 160/90 mmHg 24 horas antes da cirurgia
2. Hipotensão ortostática ausente com valores > 80/45 mmHg
3. ECG sem alterações dos segmentos ST-T pelo menos 7 dias antes da cirurgia
4. Não mais de uma contração ventricular a cada 5 minutos

* Internar 24 horas antes e monitorar PA, FC, glicemia, eletrólitos
* Expandir volume com SF 0,9% antes da cirurgia para diminuir hipotensão após ressecção

B. Cuidados do anestesista:
Monitorar cateter arterial
Assegurar acesso central
Realizar monitorização cardíaca durante a cirurgia
Conseguir anestesia profunda
Prever e tratar as flutuações hemodinâmicas
Tratar hipoglicemia/hiperglicemia

Propofol é considerado seguro
Vecurônio, rocurônio e cisatracúrio podem ser usados como relaxantes musculares
Drogas contraindicadas porque aumentam a liberação das catecolaminas: cetamina, efedrina, meperidina, morfina, droperidol

Pode ocorrer pico hipertensivo:
* Durante a laringoscopia e a intubação endotraqueal
* À excisão da pele e * durante a insuflação do peritôneo nas laparoscopias
* Na manipulação do tumor durante a ressecção

DROGAS QUE PODEM SER UTILIZADAS	
Nitroprussiato de sódio em infusão IV	**Esmolol em infusão IV**
0,5 a 10 mcg/kg/min Efeito em 1 a 3 minutos	Ataque: 0,5 mcg/kg/em 30 segundos Em seguida: 50 a 300 mcg/kg/min Efeito em 1 a 2 minutos e duração de 9 minutos
Nicardipina	**Sulfato de magnésio**
1 a 3 mcg/kg/min Efeito: 2 a 5 minutos Duração: 3 a 6 horas Bloqueador do canal de cálcio também pode ser usado Tem forte efeito vasodilatador	2 a 4 g em *bolus* em 2 minutos Em seguida: 2 g/h Antiarrítmico Bloqueia os canais de cálcio Vasodilatador Pode ser usado nas miocardiopatias

2.1. Cuidados na ressecção do tumor

AO RETIRAR O TUMOR PODE HAVER
1. Hipotensão arterial

PA < 90/60 mmHg
Down-regulação dos receptores alfa e beta-adrenérgicos pelos níveis elevados crônicos das catecolaminas
Mais importante se houver hemorragia

Manter expansão de volume antes da ressecção pode amenizar a hipotensão arterial
Transfusão de sangue se necessário
Drogas vasoativas: fenilefrina, dopamina, norepinefrina, dobutamina **não são eficazes se a volemia não estiver controlada**

Cuidado ao expandir volume

Risco de edema agudo de pulmão se houver miocardiopatia prévia

2. Hipoglicemia por hiperinsulinismo

< 100 mg/dL
Principalmente nos tumores secretores de epinefrina e cirurgia demorada
Sintomas de sonolência, fraqueza, palidez, sudorese, convulsão

Deixar 1/3 da suprarrenal para prevenir insuficiência adrenal crônica (não há aumento de recidiva)
Se houver adrenalectomia bilateral, administrar hidrocortisona IV antes da retirada do tumor na dose de acordo com a idade (< 3 a 5 anos: 25 mg; 5 a 10 anos: 50 mg; > 10 anos: 100 mg)

Fonte
1. Lorenz K, Langer P, Niederle B, Alesina P, Holzer K, Nies C et al. Surgical therapy of adrenal tumors: guidelines from the German Association of Endocrine Surgeons (CAEK). Langenbeck's Arch Surg. 2019;404(4):385-401. doi.org/10.1007/s00423-019-01768-z.

3. CUIDADOS APÓS A CIRURGIA

INTERNAR EM UTI DURANTE 24 A 48 HORAS

Monitorar: glicemia, eletrólitos e PA

★ Geralmente, a PA se normaliza imediatamente ou em 48 horas
★ Se houver hipertensão > 7 dias:
Considerar:
★ Tumor residual
★ Iatrogenia:
★ Excesso de volemia (excesso de hidratação)
★ Ligadura da artéria renal
★ Manter anti-hipertensivo até normalizar PA
★ **Tratar hipoglicemia**

ADRENALECTOMIA BILATERAL

Manter glicocorticoide: hidrocortisona IV
Doses: mg/24 horas ÷ a cada 6 horas

Doses de hidrocortisona IV (mg)		
< 3 a 5 anos	5 a 10 anos	> 10 anos
25	50	100

1. Diminuição progressiva até doses fisiológicas VO:
Acetato de hidrocortisona 12 mg/m^2:
½ dose às 8h00, ¼ às 12h00 e ¼ às 20h00
2. Introduzir mineralocorticoide VO
Florinef® (fludrocortisona) (9 alfa-flúor-hidrocortisona): 0,1 a 0,2 mg pela manhã

Fonte
1. Mamilla D, Araque KA, Brofferio A, Gonzales MK, Sullivan JN, Nilubol N et al. Postoperative management in patients with pheochromocytoma and paraganglioma. Cancers. 2019;11(7):936. doi.org/10.3390/cancers11070936.

4. SEGUIMENTO APÓS A CIRURGIA

2 a 6 semanas após a cirurgia:
Dosar
* Metanefrinas plasmáticas
* Cromogranina A, se estava elevada antes da cirurgia
* 3-metoxitiramina

Repetir anualmente

Normais: controle bioquímico e anual por pelo menos 10 anos

Exame de imagem: 3 meses após a cirurgia
Paragangliomas não secretores: a cada 2 a 3 anos

Maior índice de recidiva após 5 anos:
Feocromocitomas (8%)
Pacientes portadores de síndromes (17%)
Paragangliomas de cabeça e pescoço (26%)
Toracoabdominal-pélvico (18%)
Tumores de grande volume ≥ 150 mm (26%)
Idade < 20 anos ao diagnóstico (27%)
Muito importante o seguimento a longo prazo
Tumores contralaterais podem surgir em 3 a 5 anos após o primeiro diagnóstico

FDG PET/CT
É superior para detectar metástases, principalmente nas mutações de SDHB

Fonte
1. Plouin PF, Amar L, Dekkers OM, Fassnacht M, Gimenez-Roqueplo AP, Lenders JWM et al. European Society of Endocrinology Clinical Practice Guideline for long-term follow-up of patients operated on for a phaeochromocytoma or a paraganglioma: Table 1. Eur J Endocrinol. 2016;174(5):G1-G10. doi.org/10.1530/eje-16-0033.

15 CIRURGIA DE PACIENTES PEDIÁTRICOS PORTADORES DE DIABETES *MELLITUS* TIPO 1

1. PREPARO CIRÚRGICO

No estresse cirúrgico, ocorre o aumento de vários hormônios:

GLUCAGON	HORMÔNIO DE CRESCIMENTO	CATECOLAMINAS	CORTISOL
↑ glicogenólise ↑ neoglicogênese	Diminui captação de glicose ↑ neoglicogênese	↑ glicogenólise ↑ neoglicogênese ↑ glucagon	↑ glicogenólise Diminui captação de glicose ↑ lipólise ↑ corpos cetônicos
RESULTADOS			
Hiperglicemia		Cetonemia	
A hiperglicemia tem efeito negativo na evolução do paciente, aumentando a morbidade e favorecendo, principalmente, as infecções			
Considera-se bom controle do diabetes os seguintes valores prévios da HbA1c: **< 5 anos incompletos: 7 a 9%** **5 a 13 anos incompletos: 6 a 8,5%** **> 13 anos: 6 a 8%**			

Fonte
1. Glister BC, Vigersky RA. Perioperative management of type 1 diabetes mellitus. Endocrinol Metabol Clin. 2003;32(2):411-436. doi.org/10.1016/s0889-8529(03)00006-9.

OBJETIVOS

Manter glicemias e eletrólitos normais e cetonemia/cetonúria negativas com preparo do paciente pelo menos 10 dias antes da cirurgia

* Ajustar as doses de insulina para normalizar as glicemias

Meta da glicemia: 100 a 200 mg/dL

* Avaliação cardiológica com ECG

* Se o paciente não estiver bem controlado, postergar a cirurgia se possível

2. PRÉ-OPERATÓRIO

Os cuidados dependem do tipo de insulinoterapia e do tempo da cirurgia

Horário da cirurgia: pela manhã, para abreviar o jejum e evitar hipoglicemias

CUIDADOS GERAIS

* **Internar o paciente no dia anterior ao procedimento**
Controlar a glicemia antes das refeições e antes de dormir
Administrar as doses habituais de insulina
Se glicemia> 250 mg/dL, medir ácido beta-hidroxibutírico ou cetonúria
* **Adiar cirurgia se houver glicemias altas com cetose**

3. INSULINOTERAPIA CONFORME TEMPOS DE CIRURGIA

TEMPO CIRÚRGICO < 2 HORAS

Jejum de 6 horas
Aferir:
Glicemia, eletrólitos, cetonemia/cetonúria

Insulinoterapia

Tipo de insulina	Dia anterior	Dia da cirurgia
NPH/regular	Doses habituais	50% da dose da NPH
Glargina (Lantus®)	Dose habitual, se receber à noite	Dose total, se receber pela manhã
Bomba de insulina	Tratamento habitual	Continuar com bomba

Manter glicemia em 100 a 200 mg/dL

Se glicemia de jejum > 250 mg/dL
Administrar insulina regular IV
OU
Ação rápida por via subcutânea, utilizando o cálculo para diminuir glicemia a 150 mg/dL
Correção = glicemia − 150 ÷ 50

TEMPO CIRÚRGICO > 2 HORAS

Dia anterior

Receber as doses habituais de insulina

Dia da cirurgia

* **Aferir** glicemia, eletrólitos, cetonemia/cetonúria
Jejum: horas antes da cirurgia:
* Alimentos: 8 horas
* Leite: 6 horas
* Leite materno: 4 horas
* Água, suco, gelatina: 2 horas
* **Iniciar 2 horas antes da cirurgia:** fluidoterapia e insulinoterapia
* 1. Administrar IV glicose a 10% em SF 0,9% ao meio, para manutenção
* 2. Instalar bomba de infusão para insulina

Cálculos e controles durante a cirurgia

Infusão de líquidos (mL/kg/h)	*Infusão de insulina regular (UI) IV*
Primeiros 10 kg: 4 **11 a 20 kg**: 2 **> 20 kg**: 1 **Máx./24h**: F: 2.000 mL e M: 2.500 mL	**< 12 anos**: 1 UI para cada 5 g de glicose **≥ 12 anos**: 1 UI para cada 3 g de glicose

Doses iniciais de insulina na bomba de infusão e velocidade de infusão
Diluir 50 UI de insulina regular em 50 mL de SF 0,9%
1 mL = 1 UI

4. INFUSÃO DE INSULINA CONFORME GLICEMIAS

GLICEMIAS (MG/DL)	INSULINA (ML/KG/H)
< 108 a 126	0,025
126 a 216	0,050
216 a 270	0,075
> 270	0,10

Aferir glicemia de hora em hora durante o procedimento

Glicemias		
< 90 mg/dL	< 55 mg/dL	> 200 mg/dL
Diminuir a velocidade de infusão da insulina Não suspender para evitar rebote Aumentar velocidade de infusão do soro glicosado	Interromper insulina por 10 a 15 minutos	Ajustar insulina regular na bomba de infusão para manter glicemia em 100 a 200 mg/dL
Obs.: usar soluções isotônicas com SF 0,9% para evitar hiponatremia		

Fonte
1. Betts P, Brink SJ, Swift PG, Silink M, Wolfsdorf J, Hanas R. Management of children with diabetes requiring surgery. Pediatr Diabetes. 2007;8(4):242-247. doi.org/10.1111/j.1399-5448.2007.00270.x.

5. CONTROLES APÓS A CIRURGIA

Continuar infusão de glicose e SF 0,9% até aceitação VO

ACEITA VO	NÃO ACEITA VO
★ Descontinuar infusão de glicose IV ★ Voltar ao esquema de insulinoterapia anterior habitual	★ Continuar com glicose IV + SF 0,9% ao meio ★ Administrar insulina Lispro a cada 3 a 4 h SC Ou ★ Ajustar insulina regular na bomba de infusão ★ **Monitorar glicemia a cada 2 horas**
★ Manter glicemia em 100 a 200 mg/dL ★ Monitorar potassemia: Adicionar potássio: 20 mEq para cada 1 L de solução administrada	

Fonte
1. Rhodes ET, Ferrari LR, Wolfsdorf JI. Perioperative management of pediatric surgical patients with diabetes mellitus. Anesth Analg. 2005;101(4):986-999. doi:10.1213/01.ane.0000167726.87731.af.

PARTE 4

EMERGÊNCIAS

16 CRISE ADRENAL

DEFINIÇÃO

Distúrbio hidroeletrolítico/metabólico agudo pela falta do glicocorticoide

ETIOLOGIA

Falta de aderência ao tratamento

Infecção: muito comum
Gastroenterite
Febre (60 a 70%)
Traumatismos
Cirurgias
Extrações dentárias

Durante e após a retirada da glicocorticoterapia crônica

Pacientes com Cushing endógeno (adrenal/pituitária) que ainda não recuperaram o eixo após a cirurgia

Pacientes com hipotireoidismo concomitante e que iniciaram o tratamento com levotiroxina antes de repor o glicocorticoide

Fontes
1. Davis J, Sheppard M. Acute adrenal crisis precipitated by thyroxine. BMJ. 1986;292(6535):1595-1595. doi.org/10.1136/bmj.292.6535.1595.
2. Shulman DI, Palmert MR, Kemp SF. Adrenal insufficiency: still a cause of morbidity and death in childhood. Pediatr. 2007;119(2):e484-e494. doi.org/10.1542/peds.2006-1612.
3. Crowley RK, Argese N, Tomlinson JW, Stewart PM. Central hypoadrenalism. J Clin Endocrinol Metabol. 2014;99(11):4027-4036. doi.org/10.1210/jc.2014-2476.

SINTOMAS

Fraqueza, vômitos, dor abdominal
Diaforese
Taquicardia
Hipotensão arterial, diminuição da perfusão periférica, choque
Convulsão, coma, óbito
Hipoglicemia, hiponatremia
Hipercalemia na insuficiência primária
Anemia normocítica, linfocitose, eosinofilia

Fonte
1. Ahmet A, Mokashi A, Goldbloom EB, Huot C, Jurencak R, Krishnamoorthy P et al. Adrenal suppression from glucocorticoids: preventing an iatrogenic cause of morbidity and mortality in children. BMJ Paediatr Open. 2019;3(1). doi.org/10.1136/bmjpo-2019-000569.

TRATAMENTO

Objetivo: reverter rapidamente as condições clínicas

★ Choque, ★ hipoglicemia e ★ reposição do glicocorticoide

Choque	Hipoglicemia	Hidrocortisona IV
SF 0,9% IV **20 mL/kg**	**Glicose: IV** 0,25 g/kg Máx: 25 g Vel.: 2 a 3 mL/min	< 3 a 5 anos: 25 mg 5 a 10 anos: 50 mg > 10 anos: 100 mg *ou* 100 mg/m^2 *ou* 2 mg/kg
Repetir até **60 mL/kg** em 1 hora	< 12 anos: glicose 10%: 2,5mL/kg ≥ 12 anos: glicose 50%: 0,5 mL/kg	Na falta de acesso → IM → não esperar mais de 15 minutos para o acesso

Avaliar sinais vitais
Ao ter acesso venoso, coletar eletrólitos, glicemia e gasimetria

★ Manter hidratação com solução isotônica com glicose
★ Hidrocortisona IV na mesma dose fracionada a cada 6 horas

ECG: monitorar sinais de hipercalemia

Tratar infecção, se houver

Fontes
1. Tucci V, Sokari T. The clinical manifestations, diagnosis, and treatment of adrenal emergencies. Emerg Med Clin N Am. 2014;32(2):465-484. doi.org/10.1016/j.emc.2014.01.006.
2. Miller BS, Spencer SP, Geffner ME, Gourgari E, Lahoti A, Kamboj MK et al. Emergency management of adrenal insufficiency in children: advocating for treatment options in outpatient and field settings. J Invest Med. 2020;68(1):16-25. doi.org/10.1136/jim-2019-000999.

IMPORTANTE:

Fornecer ao paciente cartão de identificação de prevenção de crise adrenal ou reforçar as instruções que já havia recebido

17 ENCEFALOPATIA HIPONATRÊMICA

A encefalopatia hiponatrêmica é uma emergência

O tratamento não deve ser adiado para se buscar a etiologia

TRATAMENTO

NaCl 3% (514 mEq/L) em *bolus* IV

1. Administrar 2 mL/kg de NaCl 3% IV durante 10 minutos
Máximo 100 mL
2. Repetir *bolus* 1 a 2 vezes, se necessário, até cessarem os sintomas
Meta: ↑ sódio em 5 a 6 mEq/L nas primeiras 1 a 2 horas
3. Checar nível de sódio após segundo *bolus* ou após 2 horas
4. Se não houver melhora dos sintomas, o diagnóstico de encefalopatia hiponatrêmica é pouco provável
5. Suspender *bolus* de NaCl 3%
A. Paciente acordado, alerta, respondendo a comandos, sem cefaleia e sem náuseas
B. Aumento agudo do sódio de 10 mEq/L nas primeiras 5 horas
C. Natremia de 125 a 130 mEq/L
6. A correção nas primeiras 24 horas deve:
A. Não exceder:
   6 a 10 mEq/L nas primeiras 24 horas
   15 a 20 mEq/L nas primeiras 48 horas
B. Evitar normo/hipernatremia

IMPORTANTE:

1. Um simples *bolus* de 2 mL/kg de NaCl 3% aumenta o sódio em 2 mEq/L, que rapidamente diminui o edema cerebral
2. Administração em *bolus,* em vez de infusão contínua, previne hipercorreção
3. Natremia crônica com valor ≤ 105 mEq/L: aumento da natremia > 120 mEq/L em 48 horas provoca lesões neurológicas
4. Manter oxigenação adequada: entubação e ventilação assistida podem ser necessárias
5. Lembrar que a hipóxia é o principal fator de sequelas neurológicas graves no paciente com encefalopatia hiponatrêmica
6. Lembrar que, nos pacientes com hipocalemia, a correção do potássio é fator importante para aumentar a natremia, podendo levar à hipercorreção
7. Reposição de glicocorticoide aumenta a natremia pela inibição da vasopressina, podendo levar à hipercorreção
8. Investigar a causa da hiponatremia após tratamento da fase aguda

Fonte
1. Moritz ML, Ayus JC. New aspects in the pathogenesis, prevention, and treatment of hyponatremic encephalopathy in children. Pediatr Nephrol. 2010;25(7):1225-1238. doi.org/10.1007/s00467-009-1323-6.

COMPLICAÇÃO DA CORREÇÃO RÁPIDA

Desmielinização cerebral

Mielinólise, apoptose dos astrócitos, necrose celular, interrupção da barreira hematoencefálica, aumento do fluxo sanguíneo cerebral

ETIOLOGIA

Natremia inicial: ≤ 115 mEq/L	Hipocalemia
Correção da natremia > 25mEq/L em 24 horas	Diabetes *mellitus*
Hipernatremia	Insuficiência renal
Hipoxemia	Queimadura grave
Hepatopatia grave	Alterações metabólicas (hipoglicemia, hipofosfatemia)
Câncer	
Desnutrição	

SINTOMAS

Aparecem após 2 a 7 dias do tratamento

Lesão pontina	Lesão extrapontina
Mutismo, disartria, quadriplegia espástica, paralisia pesudobulbar, pseudocoma com "olhar fixo" e ataxia	Alterações do comportamento e movimentos desordenados

RNM:
Após 14 dias, mostra as lesões
Simétricas
Hipointensas em T1 e hiperintensas em T2

IMPORTANTE:

1. Lembrar que as causas mais comuns de lesão neurológica na hiponatremia são o edema cerebral e a herniação, e **não** a desmielinização
Portanto, a encefalopatia hiponatrêmica deve ser tratada rapidamente
2. **Os pacientes com ureia aumentada têm menor risco de desmielinização**
Não há aumento excessivo do sódio após a correção rápida e a recuperação dos osmólitos orgânicos é mais rápida
3. **Recuperação dos osmólitos orgânicos é mais lenta que a da natremia**
Ocorre em ritmos diferentes em distintas regiões do cérebro, havendo correlação positiva entre recuperação e severidade da mielinólise
4. **Mioinositol**: se administrado com solução salina hipertônica, pode prevenir a mortalidade e reduzir a mielinólise. Só tem efeito quando a concentração do sódio estiver aumentando
5. **Em pacientes com desidratação por diarreia, em uso de tiazídicos ou DDAVP,** a correção da volemia ou a suspensão da medicação produzem mudança da osmolaridade urinária (concentrada → diluída), com aumento da diurese e hipercorreção da natremia, se estiver recebendo soluções salinas

RECOMENDAÇÕES PARA PREVENIR A HIPERCORREÇÃO DA NATREMIA

1. Pacientes com sódio ≤ 115 mEq/L
Monitorar diurese para saber se:
Aumento de > 1 mEq/L é seguido de diurese de > 1 mL/kg/h
Geralmente, a tonicidade urinária (Na + K) é < 80 mEq/L
Ou osmolaridade urinária < osmolaridade plasmática é compatível com diurese significativa durante a correção da hiponatremia

2. NaCl 3% ou NaCl 0,9%
Administração mínima suficiente para corrigir volemia e natremia em nível seguro

3. Restringir soluções com sódio até início da diurese
Estimular ingesta de sódio VO

4. Soluções parenterais
Quando necessárias, devem ser hipotônicas e com concentração de sódio < 80 mEq/L, se houver diurese

5. DDAVP
Pode ser administrado com cautela se essas medidas não funcionarem

CAUSAS MAIS FREQUENTES QUE CONTRIBUEM PARA A HIPERCORREÇÃO

* Tiazídicos
* Intoxicação aquosa
* Gastroenterite
* Após tratamento da deficiência de glicocorticoide
(o glicocorticoide inibe a síntese da vasopressina)
* Suspensão do tratamento com DDAVP

HIPONATREMIA POR EXCESSO DE DDAVP

Geralmente, ocorre em pacientes com diabetes *insipidus* central

Erro importante:
* Suspender DDAVP e administrar SF 0,9% ou NaCl 3%

Resultado será hipercorreção:
* Aumento da diurese pela falta da vasopressina e

Falta de resposta endógena à hiperosmolaridade + SF 0,9% ou NaCl 3% → **hipernatremia**

Conduta segura:
* Continuar administrando DDAVP e, depois, administrar NaCl 3% em *bolus* para permitir controle normal do sódio
* Deve-se seguir com restrição de líquidos com soluções isotônicas parenterais, se necessário
* Quando a natremia estiver corrigida a valores médios, suspender o DDAVP

* **Ajustar dose do DDAVP**
* Se o paciente recebe anticonvulsivante
* Se apresenta insuficiência adrenal central/hipotireoidismo
→ Manter glicocorticoterapia/levotiroxina

Fonte
1. Moritz ML, Ayus JC. New aspects in the pathogenesis, prevention, and treatment of hyponatremic encephalopathy in children. Pediatr Nephrol. 2010;25(7):1225-1238. doi.org/10.1007/s00467-009-1323-6.

18 TRATAMENTO DA SIADH

ASSINTOMÁTICOS

Restrição hídrica

Tratar doença de base
Suspender drogas
Aumentar ingesta de sódio oral
* Ureia VO: 0,1 g/kg/dia (máx. 2 g/kg/dia fracionados em 4 doses)
* Vaptans (antagonistas renais da vasopressina):
Pouca experiência em pediatria
Dose: 0,1 mg/kg/dia

Recomendações gerais

Restringir todos os líquidos
Volume indicado: 500 mL/dia a menos da diurese de 24 horas
Não restringir proteínas e sódio

Indicadores de falha do tratamento

* Osmolaridade urinária elevada: > 500 mOsm/kg H_2O
* Soma da concentração de Na e K urinários > Na sérico
* Diurese de 24 horas < 1.500 mL
* Aumento do Na sérico < 2 mEq/L em 24 horas com restrição de líquidos de 1 L/dia

SINTOMÁTICOS (ENCEFALOPATIA)

Correção com NaCl 3% IV em *bolus*
Risco de hipercorreção é menor em razão da vasopressina em níveis elevados

Fonte
1. Verbalis JG. Euvolemic hyponatremia secondary to the syndrome of inappropriate antidiuresis. Front Horm Res. 2019;52:61-79. doi.org/10.1159/000493238.

1. CSWS (*CEREBRAL SALT WASTING SYNDROME*) – PERDA DE SAL CEREBRAL

Hidratação com soluções isotônicas para repor volume
Flúor-hidrocortisona (Florinef® [fludrocortisona]): 0,1 a 0,2 mg/dia VO ★ Controlar a PA e a calemia
Dieta com ↑ sódio

19 TRATAMENTO AGUDO DA HIPOCALCEMIA

DEFINIÇÃO

Cálcio sérico < 7 mg/dL
Cálcio iônico < 1 mmol/L

Gluconato de cálcio 10% (93 mg de cálcio/10 mL): 1 ampola
Diluído em 100 mL de solução de glicose a 5%
Velocidade de infusão IV:
2 mL (1,86 mg de cálcio)/kg em 10 minutos
Monitorar função cardíaca com ECG: FC e intervalo QT

MANUTENÇÃO

Diluir **11 g de gluconato de cálcio** (1.023 mg de cálcio)
Em **1.000 mL de solução de glicose a 5%**
1 mg/mL (1.023)
Administrar **50 a 100 mL/hora** (equivalente a 50 a 100 mg/h)
Para manter a calcemia no limite inferior do normal
Infusão padrão é de 0,5 a 1,5 mg/kg de cálcio/h
Com esse protocolo, após 8 a 10 horas com infusão de 15 mg/kg, a calcemia aumenta aproximadamente **2 mg/dL (0,5 mmol/L)**
Monitorar com ECG
Controle: cálcio iônico a cada 2 horas até estabilizar e, depois, a cada **4 a 6 horas**
Persistindo os sintomas, administrar em *bolus* e continuar com a infusão até normalizar a ingestão de cálcio e a absorção intestinal

Fonte
1. Woodward G. Management of hypoparathyroidism: summary statement and guidelines. Ann Clin Biochem. 2016;53(4):518. doi.org/10.1177/0004563216648249.

20 TRATAMENTO AGUDO DA HIPERCALCEMIA

DEFINIÇÃO
Cálcio sérico > 12 mg/dL |ами

HIDRATAÇÃO
Solução isotônica de cloreto de sódio 0,9% 1.500 mL/m² em 24 horas Metade administrada nas primeiras 8 horas Após diurese, adicionar potássio 20 mEq/L Monitorar eletrólitos: cálcio e fósforo séricos
Furosemida: 1 a 2 mg/kg a cada 12 a 24 horas após reidratação e diurese normal
Glicocorticoide: Pode ser usado para diminuir a absorção intestinal de cálcio por 3 a 5 dias Hidrocortisona: 200 a 300 mg/1,73 m² Prednisona: 40 a 60 mg/1,73 m²
Hipercalcemia grave > 14 mg/dL/L **Bifosfonato** Correção é mais prolongada do que com os diuréticos Pamidronato: 0,5 a 2 mg/kg diluídos em 30 mL de SF IV em 4 horas

Fonte
1. Di Maio S, Soliman AT, De Sanctis V, Kattamis C. Current treatment of hypoparathyroidism: theory versus reality waiting guidelines for children and adolescents. Acta Biomed. 2018;89(1):122-131. doi.org/10.23750/abm.v89i1.7118.

21 MENORRAGIA DURANTE A QUIMIOTERAPIA

DEFINIÇÃO
Sangramento ≥ 80 mL por ciclo com troca de 6 absorventes ao dia ou duração de > 7 dias
Troca de absorvente a cada 120 minutos

ETIOLOGIA
| Trombocitopenia | Leucemias/linfomas |

SANGRAMENTO AGUDO
Medicações utilizadas

Drogas	Doses	Via	Frequência
★ Estrógenos conjugados (Premarin®)	25 mg	IV	A cada 4 a 6 horas
★ Etinilestradiol 30 mcg/50 mcg	1 comprimido	VO	A cada 6 horas
★ Medroxiprogesterona	10 a 20 mg Máx. 80 mg/dia	VO	A cada 6 a 12 horas
★ Noretisterona	5 a 10 mg	VO	A cada 8 horas
★ Ácido tranexâmico	10 mg/kg Máx. 600 mg	IV	Uma dose em 10 minutos
	15 a 25 mg/kg/dose Máx. 1,5 g	VO	A cada 8 horas
★ Ácido aminocaproico	1.500 mg/m^2 Máx. 30 g/dia	IV VO	Em 30 minutos a cada 4 a 6 horas

TRATAMENTO

IMPORTANTE:

Avaliar função hepática e riscos de trombose antes de iniciar o tratamento
Avaliar também a função da tireoide

Na prática

Durante 24 a 36 horas

1.★ Estrógenos conjugados IV

25 a 40 mg a cada 6 horas
Máx.: 6 doses

Seguir com

2.★ Etinilestradiol VO

30 mcg/0,15 mg levonorgestrel (ciclo 21)

Iniciar com 30 mcg a cada 4 horas até cessar sangramento (24 a 36 horas)

Diminuir gradualmente uma pílula a cada 2 dias, a cada 6 horas, a cada 8 horas, a cada 12 horas, até uma pílula diariamente
Associar antieméticos, se necessário

Se não houver resposta

2.★ Progesterona

10 mg a cada 6 horas durante 24 horas e, **depois**, 20 mg VO durante 5 a 10 dias

★ **Se estrógenos/progesterona estiverem contraindicados**

3.★ Ácido aminocaproico

50 a 100 mg/kg/dose IV a cada 6 horas

4.★ Ácido tranexâmico

10 mg/kg IV em 10 minutos, dose única
Máx.: 600 mg
Ou
15 a 25 mg/kg/dose a cada 8 horas por 5 dias
Máx.: 1,5 g/dose

Controles

1. Clínico
2. Hb, Ht, plaquetas, ferro

CASOS REFRATÁRIOS

★ **DDAVP (acetato de desmopressina)**

IV

10 mcg/m² (0,3 mcg/kg)
Diluir em 50 mL de solução salina a 0,9%
Administrar em 20 minutos
ou

Spray

Durante 24 a 48 horas
★ *Spray*: 1,5 mg/mL
150 mcg = 0,1 mg/mL = 1 *puff*
20 a 50 kg: 1 *puff*
≥ 50 kg: 2 *puffs*

Efeito maior se associado ao ácido tranexâmico

IMPORTANTE:

Monitorar natremia

Fontes
1. Kobrinsky NL, Tulloch H. Treatment of refractory thrombocytopenic bleeding with 1-desamino-8-D-arginine vasopressin (desmopressin). J Pediatr. 1988;112(6):993-996. doi.org/10.1016/s0022-3476(88)80234-8.
2. Lethagen S. Desmopressin (DDAVP) and hemostasis. Ann Hematol. 1994;69(4):173-180. doi.org/10.1007/BF02215950.
3. Amesse LS, Pfaff-Amesse T, Leonardi R, Uddin D, French JA. Oral menorrhagia: a single-institution study. J Ped Hematol Oncol. 2005;7(7):357-363. doi.org/10.1097/01.mph.0000173175.95152.95.
4. Gray SH, Emans SJ. Abnormal vaginal bleeding in adolescents. Pediatr Rev. 2007;28(5):175. doi.org/10.1542/pir.28-5-175.
5. Benjamins LJ. Practice guideline: evaluation and management of abnormal vaginal bleeding in adolescents. J Ped Health Care. 2009;23(3):189-193. doi.org/10.1016/j.pedhc.2009.02.003.
6. Deligeoroglou E, Karountzos V. Abnormal uterine bleeding including coagulopathies and other menstrual disorders. Best Pract Res Clin Obst Gynaecol. 2018;48:51-61. doi.org/10.1016/j.bpobgyn.2017.08.016.
7. Borzutzky C, Jaffray J. Diagnosis and management of heavy menstrual bleeding and bleeding disorders in adolescents. JAMA Pediatr. 2020;174(2):186-194. doi.org/10.1001/jamapediatrics.2019.5040.

1. PREVENÇÃO DA MENORRAGIA

QUIMIOTERAPIA

Iniciar antes da quimioterapia

VO
Levonorgestrel 0,15 mg + etinilestradiol 30 mcg (ciclo 21)
Uso contínuo

TRANSPLANTE DE MEDULA ÓSSEA

Durante o transplante de medula óssea, as adolescentes que já tiveram a menarca podem apresentar menorragia importante como consequência da trombocitopenia
O tratamento preventivo diminui a necessidade de transfusões que têm grande risco de aloimunização e infecções

Agonista do fator liberador das gonadotropinas (gonadorrelina)

Iniciar o tratamento 30 dias antes do transplante

Acetato de leuprorrelina (Lupron®)	Via subcutânea
22,5 mg	A cada 90 dias

A via IM está contraindicada nas pacientes com trombocitopenia

Fontes
1. Mericq V, Lammoglia JJ, Unanue N, Villaroel C, Hernández MI, Ávila A et al. Comparison of three doses of leuprolide acetate in the treatment of central precocious puberty: preliminary results. Clin Endocrinol. 2009;71(5):686-690. doi.org/10.1111/j.1365-2265.2009.03584.x.
2. Poorvu PD, Barton SE, Duncan CN, London WB, Laufer MR, Lehmann LE et al. Use and effectiveness of gonadotropin-releasing hormone agonists for prophylactic menstrual suppression in postmenarchal women who undergo hematopoietic cell transplantation. J Pediatr Adolesc Gynecol. 2016;29(3):265-268. doi.org/10.1016/j.jpag.2015.10.013.

PARTE 5

INSUFICIÊNCIA ADRENAL NO PACIENTE ONCOLÓGICO

22 INSUFICIÊNCIA ADRENAL NA ONCOLOGIA PEDIÁTRICA

DEFINIÇÃO

* Cortisol plasmático basal às 8h00 < 5 ug/dL
* Cortisol em situações de estresse < 18 ug/dL

* ACTH > 2 vezes o limite superior e cortisol < 5 ug/dL → **insuficiência primária**

* Valores basais de cortisol ≥ 18 ug/dL excluem o diagnóstico

Fonte
1. Chanson P, Guignat L, Goichot B, Chabre O, Boustani DS, Reynaud R et al. Group 2: Adrenal insufficiency: screening methods and confirmation of diagnosis. Ann Endocrinol. 2017;78(6):495-511. doi.org/10.1016/j.ando.2017.10.005.

ETIOLOGIA

Insuficiência adrenal primária ↓ Glicocorticoide e ↓ mineralocorticoide ↑ ACTH	* Adrenalectomia bilateral * Mitotane * Cetoconazol * Fluconazol * Fenobarbital * CTLA-4 + PDL * Sunitinibe
Insuficiência adrenal secundária ↓ Glicocorticoide ↓ ACTH	* Radioterapia/cirurgia SNC * TBI * Tumores do SNC selares e suprasselares * Histiocitose * Hipofisite linfocitária * CTLA-4 (ipilimumabe)
Insuficiência adrenal terciária ↓ Glicocorticoide ↓ ACTH e ↓ CRF	* Glicocorticoterapia prolongada * LLA * TMO

A produção do mineralocorticoide não depende do ACTH
→ depende do sistema renina-angiotensina
Na insuficiência adrenal secundária, não há diminuição do mineralocorticoide

★ **Insuficiência primária**
Hiperpigmentação de pregas cutâneas, pele, mucosa (↑ MSH→ ↑ ACTH)
★ **Insuficiência secundária**
Pele "de alabastro"

SINTOMAS

↓ Glicocorticoide	↓ Mineralocorticoide
Cefaleia	Hipotensão arterial
Astenia	Fraqueza muscular
Hiponatremia Febre	Hiponatremia, hipercalemia Acidose metabólica
↓ *Clearance* de água livre	Desidratação
Hipoglicemia	Avidez por sal
↓ Acidez gástrica	↓ Peso
Mialgia/artralgia	
Anemia, linfocitose, eosinofilia Hipercalcemia	
Retardo de crescimento e ↓ peso Dores abdominais, náusea, vômitos, anorexia Tonturas, hipotensão arterial	
Ausência de adrenarca (↓ andrógenos)	

Hipotensão arterial
Epinefrina → norepinefrina depende da enzima PNMT
A transcrição da PNMT depende do cortisol
★ Na insuficiência adrenal, há diminuição relativa da epinefrina e aumento da norepinefrina, produzindo uma diminuição da pressão sistólica, ★ pulso fino e taquicardia em resposta a mudanças posturais
★ Cortisol modula a resposta da musculatura lisa vascular à ação da norepinefrina
★ Na insuficiência adrenal, a diminuição da vasoconstrição favorece a hipotensão
★ **Insuficiência primária: hipotensão postural pela hipovolemia e ↓ cortisol se agrava pela falta do mineralocorticoide**

Hiponatremia	
70 a 80% dos pacientes	
Cortisol	*Aldosterona*
⋆ Importante para excreção renal de água livre ↓ Cortisol e ↑ retenção de água livre ⋆ Inibe a secreção da vasopressina ↓ Cortisol e ↑ vasopressina	↓ Aldosterona ↓ Atividade do receptor dos túbulos distais ↓ Reabsorção do sódio
Resultado	*Resultado*
Hiponatremia dilucional **Diagnóstico diferencial: SIADH**	Hiponatremia por perda renal do sódio Hipercalemia Acidose metabólica
Tratamento	*Tratamento*
Reposição do glicocorticoide	Reposição do mineralocorticoide
Hipotensão ⋆ **Estimula os barorreceptores** ⋆ **Aumenta a secreção da vasopressina** ⋆ **Piora da hiponatremia**	

TRATAMENTO

Crônico	Emergências/agudo
Acetato de hidrocortisona VO	Succinato de hidrocortisona IM/IV

Acetato de hidrocortisona VO	
Insuficiência primária	*Insuficiência secundária*
10 a 12 mg/m²/dia	8 a 10 mg/m²/dia
Fracionados ½ às 8h00 ¼ às 12h00 ¼ às 20h00	

Prednisolona/prednisona e dexametasona são contraindicados por inibirem o crescimento

Insuficiência primária:
Florinef® (fludrocortisona): 0,1 a 0,2 mg pela manhã VO, dose única

1. CUIDADOS PARA PREVENIR A CRISE ADRENAL

1. Adequar as doses do glicocorticoide em situações de estresse

Febre > 38°C
Triplicar a dose VO e dividir a cada 6 horas
Intolerância: vômitos:
Administrar hidrocortisona **IM** e levar ao hospital

< 3 a 5 anos: 25 mg	5 a 10 anos: 50 mg	> 10 anos: 100 mg

2. Procedimentos com anestesia local
Hidrocortisona: **50 mg/m² IM**, 1 hora antes
Manter a hidrocortisona no dobro da dose nas 24 horas seguintes

3. Procedimentos com anestesia geral
A. Hidrocortisona IV: **60 mg/m²** 1 hora antes, e **60 mg/m²** durante o procedimento
Manter a mesma dose fracionada a cada 6 horas durante 24 a 48 horas
Diminuir progressivamente até as doses fisiológicas habituais
OU
B. Doses de acordo com a faixa etária

< 3 a 5 anos: 25 mg	5 a 10 anos: 50 mg	> 10 anos: 100 mg

Na insuficiência primária, reiniciar mineralocorticoide (Florinef® [fludrocortisona]) ao receber as doses fisiológicas do glicocorticoide

Efeito mineralocorticoide da hidrocortisona
20 mg de hidrocortisona = **0,05 mg** do Florinef® (fludrocortisona)

4. Sinais de choque séptico/infecções graves
Hidrocortisona IV 100 a 150 m/m² em *bolus*
Durante 24 a 72 horas, fracionada a cada 6 horas ou em infusão contínua
Diminuição progressiva conforme a evolução clínica

5. Manter hidratação IV com solução isotônica e glicose até aceitação VO

6. Monitorar sinais vitais, eletrólitos e glicemia

7. Desmaios
Hidrocortisona 100 mg/m² IV ou IM, se não tiver acesso

Fontes
1. Fraser CG. Adrenal atrophy and irreversible shock associated with cortisone therapy. JAMA. 1952;149(17):1542. doi.org/10.1001/jama.1952.72930340001009.
2. Shulman DI, Palmert MR, Kemp SF. Adrenal insufficiency: still a cause of morbidity and death in childhood. Pediatr. 2007;119(2):e484-e494. doi.org/10.1542/peds.2006-1612.
3. Alves C, Robazzi TC, Mendonça M. Withdrawal from glucocorticosteroid therapy: clinical practice recommendations. J Pediatr (Rio J). 2008;84(3):192-202. doi.org/10.2223/JPED.1773.
4. Comité Nacional de Endocrinologia. Consideraciones para una corticoterapia segura. Arch Argent Pediatr. 2018;116(Supl 3):S71-S76. doi 10.5546/aap.2018.S71.
5. Miller BS, Spencer SP, Geffner ME, Gourgari E, Lahoti A, Kamboj MK et al. Emergency management of adrenal insufficiency in children: advocating for treatment options in outpatient and field settings. J Invest Med. 2020;68(1):16-25. doi.org/10.1136/jim-2019-000999.

23 SUSPENSÃO DA GLICOCORTICOTERAPIA CRÔNICA

CONSIDERAÇÕES GERAIS

Glicocorticoterapia crônica → inibição do CRF → diminuição do ACTH → **atrofia adrenal**

A inibição do eixo hipotálamo-pituitário adrenal depende do **tipo** de glicocorticoide recebido, da **dose**, do **tempo de tratamento** e da **sensibilidade dos receptores, havendo uma grande variabilidade individual**

Tratamento < 15 dias: geralmente o eixo está preservado

Sinais clínicos de Cushing indicam inibição

Ao suspender o tratamento, a recuperação do eixo pode ser lenta:
12 meses ou mais

Cortisol/ACTH matinais podem ser normais aos 6 a 9 meses, mas ainda sem normalização do eixo
Somente uma resposta normal ao teste de estímulo dá segurança ao paciente de não necessitar de reposição em situações de estresse

Na impossibilidade de realizar o teste de estímulo, considerar como eixo inibido

Fonte
1. Graber AL, Ney RL, Nicholson WE, Island DPL, Liddle GW. Natural history of pituitary-adrenal recovery following long-term suppression with corticosteroids. J Clin Endocrinol Metabol. 1965;25(1):11-16. doi.org/10.1210/jcem-25-1-11.
2. Einaudi S, Bertorello N, Masera N, Farinasso L, Barisone E, Rizzari C et al. Adrenal axis function after high-dose steroid therapy for childhood acute lymphoblastic leukemia. Pediatr Blood Cancer. 2008;50(3):537-541. doi.org/10.1002/pbc.21339.
3. Ahmet A, Mokashi A, Goldbloom EB, Huot C, Jurencak R, Krishnamoorthy P et al. Adrenal suppression from glucocorticoids: preventing a iatrogenic cause of morbidity and mortality in children. BMJ Paediatr Open. 2019;3:e000569. doi.org/10.1136/bmjpo-2019-000569.

TIPOS DE GLICOCORTICOIDES COM SUAS POTÊNCIAS PARA SUPRESSÃO DO EIXO HIPOTÁLAMO-PITUITÁRIA-ADRENAL

Tipos	Potências relativas		Tempo de ação (h)
	Anti-inflamatório	Antissupressor	
Hidrocortisona	1	1	8 a 12
Prednisona	4	4	12 a 36
Prednisolona	4	4	12 a 36
Metilprednisolona	5	5	12 a 36
Dexametasona	30	50	36 a 72

Considerar supressão do eixo

* Todo paciente com sinais de Cushing
* Tratamento com prednisona:
> 20 mg/dia ou > 5 mg à tarde, ou equivalente, por mais de 3 semanas

Risco intermediário
Doses < 10 mg de prednisona, ou equivalente, por mais de 3 semanas
Esses pacientes deverão receber glicocorticoide em situações de estresse

ESQUEMAS PARA A SUSPENSÃO DA GLICOCORTICOTERAPIA

Tempo de tratamento < 10 dias
Pode suspender agudamente

Tratamento **por mais de 10 a 15 dias e/ou sinais de Cushing**:
Considerar eixo inibido → retirada gradual
Com seguimento clínico
Para avaliar sintomas de insuficiência adrenal

Fonte
1. Dinsen S, Baslund B, Klose M, Rasmussen AK, Friis-Hansen L, Hilsted L et al. Why glucocorticoid withdrawal may sometimes be as dangerous as the treatment itself. Eur J Intern Med. 2013;24(8):714-720. doi.org/10.1016/j.ejim.2013.05.014.

IMPORTANTE:

Como não há um protocolo único universal, sugerimos 2 esquemas

Esquema 1

1. ↓ **25% a cada 7 dias** até alcançar a dose equivalente fisiológica da hidrocortisona
Dose fisiológica da hidrocortisona = 10 a 12 mg/m^2/24h
(hidrocortisona 1:prednisona/prednisolona 4:metilprednisolona:5)
Exemplo: 20 mg da hidrocortisona = 5 mg da prednisona

2. Manter a dose fisiológica equivalente da hidrocortisona durante 7 dias
Fracionadas a cada 12 horas

3. Diminuir em 50% a dose equivalente fisiológica durante 10 dias
Uma dose única pela manhã e, depois, suspender
Exemplo: 1 a 1,5 mg/m² da prednisona

4. Monitorar sinais de insuficiência adrenal

5. Ao suspender o tratamento, a recuperação do eixo pode ser lenta: **12 meses ou mais**

6. Em situações de estresse e desconhecendo se houve recuperação do eixo, administrar glicocorticoide nas doses indicadas

Fonte
1. Comité Nacional de Endocrinologia. Consideraciones para una corticoterapia segura. Arch Argent Pediatr. 2018;116(Supl 3):S71-S76. doi 10.5546/aap.2018.S71.

Esquema 2

Doses de tratamento recebidas: prednisona (mg)	Diminuição progressiva da dose	
> 40	5 a 10 mg/dia	A cada 1 a 2 semanas
20 a 40	5 mg/dia	A cada 1 a 2 semanas
10 a 19	2,5 mg/dia	A cada 2 a 3 semanas
5 a 9	1,0 mg/dia	A cada 2 a 4 semanas
< 5	0,5 mg/dia	A cada 2 a 4 semanas

Fonte
1. Guerrero Pérez F, Marengo AP, Villabona Artero C. The unresolved riddle of glucocorticoid withdrawal. J Endocrinol Invest. 2017;40(11):1175-1181. doi.org/10.1007/s40618-017-0691.

AVALIAR A FUNÇÃO ADRENAL AO SUSPENDER O TRATAMENTO

Se a avaliação for realizada enquanto ainda estiver recebendo glicocorticoide, suspender:

* Hidrocortisona: 24 horas antes
* Prednisona/prednisolona: 48 horas antes
* Dexametasona: 72 horas antes

RESULTADOS

Cortisol às 8h00 (mcg/dL)	Interpretação
≥ 18	⋆ Normal
10 a 18	⋆ Suspender glicocorticoide ⋆ Manter em situações de estresse ⋆ Indicado teste de estímulo

5 a 10	★ Manter dose fisiológica com hidrocortisona ★ Seguir indicações para estresse
< 5	★ Insuficiente ★ Manter hidrocortisona em doses fisiológicas e em situações de estresse

Pacientes com eixo inibido:
Repetir o exame mensalmente, monitorando sinais de insuficiência adrenal

Para avaliar a recuperação do eixo, está indicado o teste de estímulo com dose baixa de **Synacthen® (cortrosina) 1 mcg**
Indicação: valores de cortisol plasmático basais: 10 a 18 ug/dL
Após 6 a 9 meses de suspender o glicocorticoide
Resposta do cortisol plasmático:
< 450 nmol/L (16 ug/dL) = insuficiência
≥ 497 nmol/L (18 ug/dL) = normal
Se houver possibilidade, medir o cortisol salivar, que tem a vantagem de avaliar o cortisol livre
Valores < 21 nmol/L (0,76 ug/dL) após estímulo denotam insuficiência

Fontes
1. Koch-Weser J, Byyny RL. Withdrawal from glucocorticoid therapy. N Engl J Med. 1976;295(1):30-32. doi.org/10.1056/nejm197607012950107.
2. Al Cetinkaya S, Ozon A, Yordam N. Diagnostic value of salivary cortisol in children with abnormal adrenal cortex functions. Horm Res Paediatr. 2007;67(6):301-306. doi.org/10.1159/000100363.
3. Kazlauskaite R, Maghnie M. Pitfalls in the diagnosis of central adrenal insufficiency in children. Endocr Develop. 2009;96-107. doi.org/10.1159/000262532 .
4. Vaiani E, Lazzati JM, Ramirez P, Costanzo M, Gil S, Dratler G et al. The low-dose acth test: usefulness of combined analysis of serum and salivary maximum cortisol response in pediatrics. J Clin Endocrinol Metabol. 2019;104(10):4323-4330. doi.org/10.1210/jc.2019-00304.

APÊNDICES

MODELOS DE CARTÕES DE IDENTIFICAÇÃO PARA O PACIENTE

1. RESUMO DAS ALTERAÇÕES ENDOCRINOLÓGICAS E ORIENTAÇÕES PARA O SEGUIMENTO

Nome:

Procedência:

Nome da mãe:

DN: Sexo: ☐ feminino   ☐ masculino   RH:

RG: CPF: Tel.:

E-mail:

DIAGNÓSTICO: CID:

Tratamentos recebidos

1. QUIMIOTERAPIA
Data:

☐ Alquilantes   ☐ Melfalano   ☐ Glicocorticoide
☐ Carboplatina   ☐ Bussulfano   ☐ Metotrexato
☐ Ciclofosfamida

2. RADIOTERAPIA
Data:

☐ MIBG: mCi:

☐ SNC   __ Gy   ☐ Tórax   __ Gy   ☐ Pélvica   __ Gy
☐ Cervical   __ Gy   ☐ Abdominal __ Gy   ☐ Testículos __ Gy
☐ Espinal   __ Gy   ☐ TBI: __ Gy   ☐ Flancos   __ Gy

CIRURGIAS			
Data:			
☐ SNC	Adrenalectomia	Ooforectomia	Tireoidectomia
Tipo:	☐ unilateral	☐ unilateral	☐ parcial
☐ ressecção parcial	☐ bilateral	☐ bilateral	☐ total
☐ ressecção total			
☐ DVP		Orquidectomia	
		☐ unilateral	
		☐ bilateral	

OUTROS TRATAMENTOS		
I131	IMUNOTERAPIA	ANTICORPOS MONOCLONAIS
Data:	Data:	Data:
Dose:	Droga:	Droga:

1.1. Efeitos apresentados no sistema endocrinológico

SNC ☐ Diabetes *insipidus* ☐ Adipsia	☐ Pan-hipopituitarismo ☐ Deficiências isoladas ☐ GH ☐ TSH ☐ ACT ☐ LH/FSH ☐ ↑ prolactina
Tireoide	☐ Hipotireoidismo primário ☐ Hipotireoidismo central ☐ Nódulo benigno da tireoide ☐ Câncer da tireoide
Adrenais	☐ Insuficiência adrenal primária ☐ Insuficiência adrenal central
Gônadas	☐ Hipogonadismo primário ☐ Hipogonadismo central
Distúrbios metabólicos	☐ Obesidade ☐ Diabetes *mellitus* 2 ☐ Dislipidemia ☐ Síndrome metabólica ☐ Osteoporose
Sistema esquelético	☐ Encurtamento da coluna espinal ☐ Escoliose

1.2. Tratamentos atuais

1. Deficiência de crescimento do hormônio
☐ Hormônio de crescimento recombinante humano
Via subcutânea 2ª a sábado às 22h00   ___ mL (___ UI)   2 ml = ___ UI

2. Hipotireoidismo
☐ Levotiroxina sódica: ___mcg VO   ___ cp 1x/dia em jejum

3. Insuficiência adrenal
☐ Acetato de hidrocortisona VO
8h00: ___ mg   ___cp
12h00: ___ mg   ___cp
20h00: ___ mg   ___cp
☐ Florinef® (fludrocortisona): ___ mg   ___comp. VO 1x/dia

Hipogonadismo (estrogênios conjugados)
☐ Premarin® 0,625 VO + ☐ Medroxiprogesterona 10 mg VO
☐ Ciclo 21® VO   ☐ Cicloprimogyna® VO
☐ Testosterona IM   ☐ 250 mg   ☐ 200 mg   mensal

Diabetes *insipidus*
DDAVP:
A. 0,1 mg/comp./VO
☐ ½ comp. 1x/dia   ☐ a cada 12 horas
☐ 1 comp. 1x/dia   ☐ a cada 12 horas   ☐ a cada 8 horas

B. 0,1 mg intranasal
☐ 1 *puff* 1x/dia   ☐ a cada 12 horas
☐ 2 *puffs* 1x/dia   ☐ a cada 12 horas

Adipsia
☐ **Água obrigatória:** 2 litros/m²/dia   ___ mL/dia

Osteoporose
☐ **Vitamina D3** VO   7.000 UI   1 comp. 1x/semana

★ Deverá realizar consultas periódicas a cada ___ meses

IMPORTANTE: Entrar em contato se necessitar de esclarecimentos

Telefone para contato: Hospital:

2. INSUFICIÊNCIA ADRENAL

IDENTIFICAÇÃO

Nome:
Data de nascimento: RG:
Endereço:
Telefone: e-mail:
RH do hospital: SUS:
CPF:

Patologia tratada:	Término do tratamento: / /

INSUFICIÊNCIA ADRENAL: ☐ primária   ☐ secundária

TRATAMENTO HABITUAL

Acetato de hidrocortisona	8h00	__ cápsula
Via oral 10 mg/m²/dia	12h00	__ cápsula
½ ¼ ¼	20h00	__ cápsula

Florinef® 0,1 mg Via oral	__ comprimido pela manhã

AUMENTAR AS DOSES NAS SITUAÇÕES SEGUINTES

1. FEBRE

Menor de 38°C	Maior de 38°C
O DOBRO DA DOSE	O TRIPLO DA DOSE

Dividir a cada 6 horas: __ cápsulas às 6h00, 12h00, 18h00 e 23h00

Se vomitar e **não aceitar via oral** → levar ao hospital
Antes, ADMINISTRAR POR VIA INTRAMUSCULAR:
Hidrocortisona (100 mg)
Colocar no frasco **2 mL** do diluente e injetar
☐ 0,5 mL   ☐ 1 mL   ☐ 2 mL

2. PROCEDIMENTOS

ANESTESIA LOCAL	ANESTESIA GERAL
Hidrocortisona IM 1 hora antes da anestesia < 3 a 5 anos: 25 mg........0,5 mL ☐ 5 a 10 anos: 50 mg........1 mL ☐ >10 anos: 100 mg........2 mL ☐ Nas 24 horas seguintes, administrar o dobro da dose do acetato de hidrocortisona dividido a cada 6 horas	Hidrocortisona IV 60 a 100 mg/m², sendo a mesma nos 3 momentos: • 1 hora antes da anestesia • Durante o procedimento • No pós-operatório, fracionada a cada 6 horas durante 48 a 72 horas, com diminuição gradual até doses fisiológicas No caso de doses fisiológicas do glicocorticoide e se recebia Florinef®, reiniciar na dose habitual

Hemissuccinato de hidrocortisona: 2 mL = 100 mg

3. DESMAIOS: IR AO HOSPITAL

ADMINISTRAR HIDROCORTISONA INTRAMUSCULAR ANTES DE IR AO HOSPITAL
< 3 a 5 anos ☐ 0,5 mL   5 a 10 anos ☐ 1 mL   > 10 anos ☐ 2 mL

SUPERFÍCIE CORPORAL DESCONHECIDA
NA EMERGÊNCIA:
administrar HEMISSUCCINATO DE HIDROCORTISONA IV OU, se não houver acesso, IM
< 3 a 5 anos ☐ 0,5 mL (25 mg)   5 a 10 anos ☐ 1 mL (50 mg)   > 10 anos ☐ 2 mL (100 mg)

OBS.: O paciente deve ter em casa o hemissuccinato de hidrocortisona e ser instruído para a sua administração IM nas emergências (vômitos/desmaios) **antes** de chegar ao hospital

CONTATOS

Hospital: Telefones:
Enfermeira: Médico:

II CRITÉRIOS DE DIAGNÓSTICO NUTRICIONAL*

1. CRIANÇAS

1.1. Pontos de corte de peso por idade para crianças

Valores críticos - Percentis/Escore Z		Diagnóstico nutricional - Peso
< 0,1	< -3	Muito baixo para a idade
≥ 0,1 e < 3	≥ -3 e < -2	Baixo para a idade
≥ 3 e < 97	≥ -2 e < +2	Adequado/eutrófico
≥ 97	≥ +2	Elevado para a idade

1.2. Pontos de corte de estatura por idade para crianças

Valores críticos - Percentis/Escore Z		Diagnóstico - Estatura
< 3	< -2	Baixa
≥ 3	≥ -2	Adequada

---

* Coordenação Geral da Política de Alimentação e Nutrição. Disponível em: <www.saude.gov.br/nutrição>. Acesso em: 18 out. 2020.

1.3. Pontos de corte de peso por estatura para crianças

Valores críticos – Percentis/Escores Z		Diagnóstico nutricional
< 3	< -2	Peso baixo para estatura
> 3 e < 97	≥ -2 e < +2	Eutrofia
≥ 97	≥ +2	Peso elevado para a estatura

1.4. Pontos de cortes de IMC para crianças

Valores críticos – Percentis/Escores Z		Diagnóstico nutricional
< 3	< -2	IMC baixo para a idade
≥ 3 e < 85	≥ -2 e < +1	Eutrofia
≥ 85 e < 97	≥ +1 e < +2	Sobrepeso
≥ 97	≥ +2	Obesidade

2. ADOLESCENTES

2.1. Pontos de corte de IMC por idade para adolescentes

Valores críticos – Percentis/Escores Z		Diagnóstico nutricional
< 3	< -2	IMC baixo para a idade
≥ 3 e < 85	≥ -2 e < +1	Eutrofia
≥ 85 e < 97	≥ +1 e < +2	Sobrepeso
≥ 97	≥ +2	Obesidade

2.2. Pontos de corte para estatura por idade para adolescentes

Valores críticos – Percentis/Escores Z		Diagnóstico nutricional
< 3	< -2	Baixa estatura para a idade
≥ 3	≥ -2	Estatura adequada

III ESTADIAMENTO PUBERAL DE TANNER*

Estádio	Pilosidade púbica: feminino e masculino
P1	Ausência de pilosidade
P2	Sexo feminino: nos grandes lábios Sexo masculino: na base do pênis
P3	Ambos sexos: pilosidade estendendo-se ao púbis
P4	Ambos sexos: cobertura completa do púbis (triângulo)
P5	Ambos sexos: face interna das coxas Linha alba (no sexo feminino pode faltar): **P6**

1. SEXO FEMININO

Estádio	Mamas
M1	Pré-puberal: não se palpa tecido glandular
M2	Tecido glandular palpável na região retroareolar (botão mamário)
M3	Tecido glandular ao redor da aréola sem separação dos seus contornos
M4	Diferenciação do tecido glandular e da aréola
M5	Protrusão do mamilo

* Fontes:
1. Marshall WE, Tanner JM. Variations in the pattern of pubertal changes in girls. Arch Dis Chid. 1969;44(235):291-303. doi.org/10.1136/adc.44.235.291.
2. Marshall WE, Tanner JM. Variations in the pattern of pubertal changes in boys. Arch Dis Child. 1970;45(239):13-23. doi.org/10.1136/adc.45.239.13..

2. SEXO MASCULINO

Estádio	Desenvolvimento dos genitais
G1	Pré-puberal: testículos < 4 mL
G2	Testículos ≥ 4 mL e bolsa escrotal maior e mais enrugada
G3	Aumento do pênis no comprimento e aumento do volume dos testículos e da bolsa escrotal
G4	Aumento do pênis na circunferência: estímulo da glande Volume dos testículos: 12 mL Bolsa escrotal pigmentada
G5	Desenvolvimento completo da genitália, que adquire os padrões de adulto Volume dos testículos: 15, 20 ou 25 mL (adulto)

2.1. Volume dos testículos (mL): orquidômetro de Prader

Pré-puberais	Puberais	Adultos
1-2-3	4-5-6-8-10-12	15-20-25

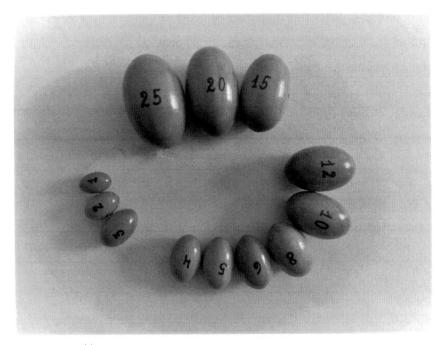

Fonte: acervo pessoal da autora.

IV GRÁFICOS DE CRESCIMENTO

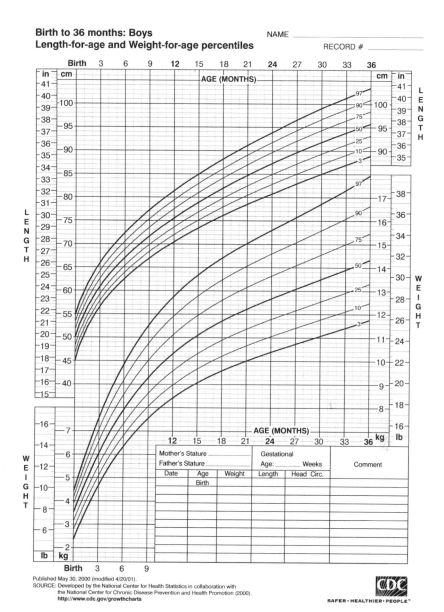

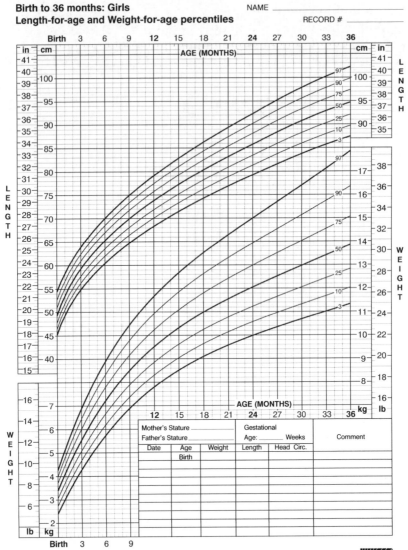

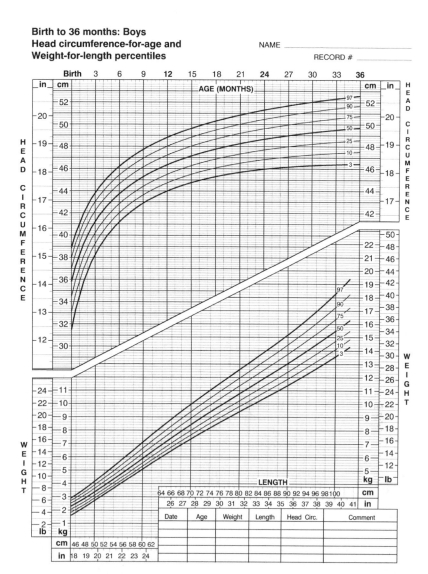

**Birth to 36 months: Boys
Head circumference-for-age and
Weight-for-length percentiles**

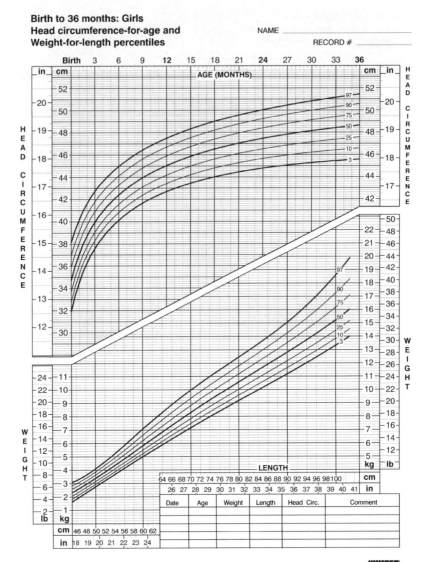

APÉNDICES 235

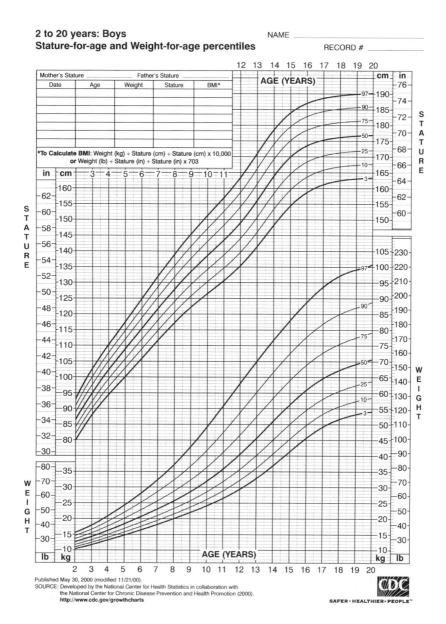

2 to 20 years: Boys
Stature-for-age and Weight-for-age percentiles

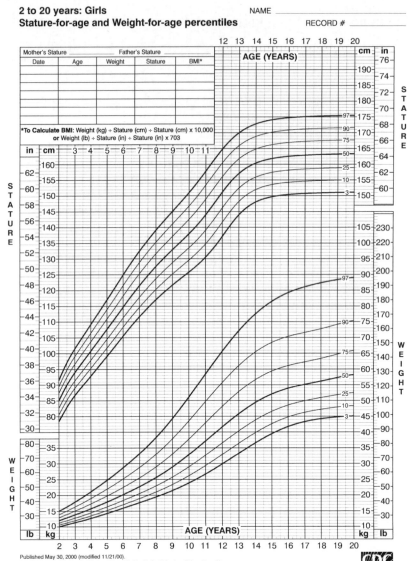

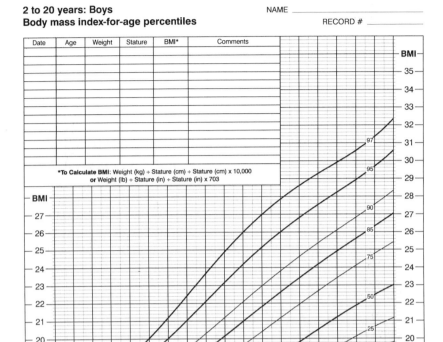

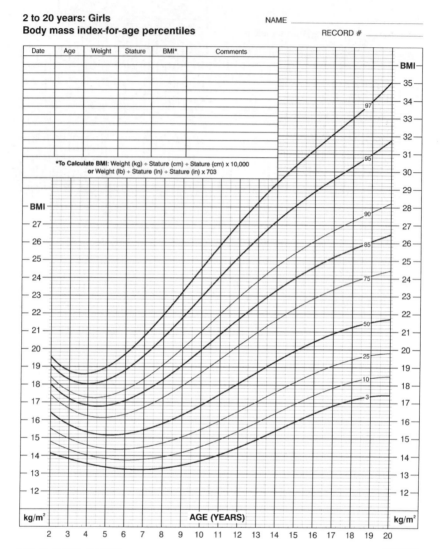

Weight-for-stature percentiles: Boys

Published May 30, 2000 (modified 10/16/00).
SOURCE: Developed by the National Center for Health Statistics in collaboration with
the National Center for Chronic Disease Prevention and Health Promotion (2000).
http://www.cdc.gov/growthcharts

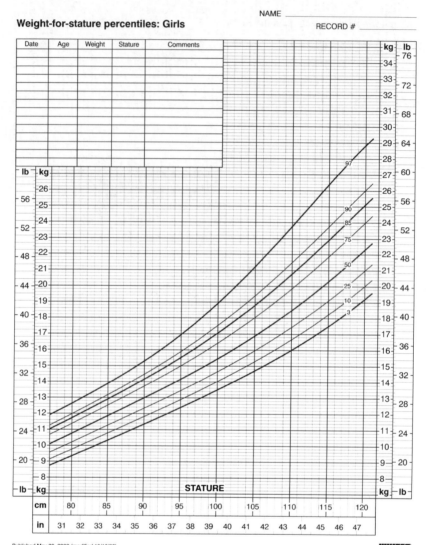

V PADRÕES NORMAIS DA PRESSÃO ARTERIAL*

1. AFERIÇÃO DA PRESSÃO ARTERIAL

1.1. Tamanho dos manguitos para pressão arterial

Faixa etária	Largura (cm)	Comprimento (cm)	Circunferência máxima do braço (cm)
Recém-nascido	4	8	10
Lactente	6	12	15
Criança	9	18	22
Adolescente	10	24	26

---

* *Fonte*: Sociedade Brasileira de Pediatria (SBP); Departamento Científico de Nefrologia. Manual de orientação: hipertensão arterial na infância e adolescência. Departamento Científico de Nefrologia. 2019;2:1-25 (com autorização).

1.2. Classificação da pressão arterial de acordo com a faixa etária

Crianças de 1 a 13 anos de idade	Crianças com idade ≥ 13 anos
Normal: PA < P90 para sexo, idade e altura	**Normal:** PA < 120/<80 mmHg
Pressão arterial elevada: PA ≥ P90 e < P95 para sexo, idade e altura ou PA 120/80 mmHg, mas < P95 (o que for menor)	**Pressão arterial elevada:** PA 120/< 80 mmHg a PA 129/< 80 mmHg
Hipertensão estágio 1: PA ≥ P95 para sexo, idade e altura até < P95 + 12 mmHg ou PA entre 130/80 ou até 139/89 (o que for menor)	**Hipertensão estágio 1:** PA 130/80 ou até 139/89
Hipertensão estágio 2: PA ≥ P95 + 12 mmHg para sexo idade ou altura ou PA ≥ entre 140/90 (o que for menor)	**Hipertensão estágio 2:** PA ≥ entre 140/90

1.3. Tabelas da pressão arterial

Tabela 1. Percentis de Pressão Arterial Sistêmica para Meninos por idade e Percentis de Estatura

Idade (anos)	Percentis da PA	Pressão Arterial Sistólica (mmHg) Percentis da Estatura ou Medida da Estatura (cm)							Pressão Arterial Diastólica (mmHg) Percentis da Estatura ou Medida da Estatura (cm)						
		5%	10%	25%	50%	75%	90%	95%	5%	10%	25%	50%	75%	90%	95%
1	Estatura (cm)	77,2	78,3	80,2	82,4	84,6	86,7	87,9	77,2	78,3	80,2	82,4	84,6	86,7	87,9
	P50	85	85	86	86	87	88	88	40	40	40	41	41	42	42
	P90	98	99	99	100	100	101	101	52	52	53	53	54	54	54
	P95	102	102	103	103	104	105	105	54	54	55	55	56	57	57
	P95 + 12 mmHg	114	114	115	115	116	117	117	66	66	67	67	68	69	69
2	Estatura (cm)	86,1	87,4	89,6	92,1	94,7	97,1	98,5	86,1	87,4	89,6	92,1	94,7	97,1	98,5
	P50	87	87	88	89	89	90	91	43	43	44	44	45	46	46
	P90	100	100	101	102	103	103	104	55	55	56	56	57	58	58
	P95	104	105	105	106	107	107	108	57	58	58	59	60	61	61
	P95 + 12 mmHg	116	117	117	118	119	119	120	69	70	70	71	72	73	73
3	Estatura (cm)	92,5	93,9	96,3	99	101,8	104,3	105,8	92,5	93,9	96,3	99	101,8	104,3	105,8
	P50	88	89	89	90	91	92	92	45	46	46	47	48	49	49
	P90	101	102	102	103	104	105	105	58	58	59	59	60	61	61
	P95	106	106	107	107	108	109	109	60	61	61	62	63	64	64
	P95 + 12 mmHg	118	118	119	119	120	121	121	72	73	73	74	75	76	76
4	Estatura (cm)	98,5	100,2	102,9	105,9	108,9	111,5	113,2	98,5	100,2	102,9	105,9	108,9	111,5	113,2
	P50	90	90	91	92	93	94	94	48	49	49	50	51	52	52
	P90	102	103	104	105	105	106	107	60	61	62	62	63	64	64
	P95	107	107	108	108	109	110	110	63	64	65	66	67	67	68
	P95 + 12 mmHg	119	119	120	120	121	122	122	75	76	77	78	79	79	80
5	Estatura (cm)	104,4	106,2	109,1	112,4	115,7	118,6	120,3	104,4	106,2	109,1	112,4	115,7	118,6	120,3
	P50	91	92	93	94	95	96	96	51	51	52	53	54	55	55
	P90	103	104	105	106	107	108	108	63	64	65	65	66	67	67
	P95	107	108	109	109	110	111	112	66	67	68	69	70	70	71
	P95 + 12 mmHg	119	120	121	121	122	123	124	78	79	80	81	82	82	83
6	Estatura (cm)	110,3	112,2	115,3	118,9	122,4	125,6	127,5	110,3	112,2	115,3	118,9	122,4	125,6	127,5
	P50	93	93	94	95	96	97	98	54	54	55	56	57	57	58
	P90	105	105	106	107	109	110	110	66	66	67	68	68	69	69
	P95	108	109	110	111	112	113	114	69	70	70	71	72	72	73
	P95 + 12 mmHg	120	121	122	123	124	125	126	81	82	82	83	84	84	85
7	Estatura (cm)	116,1	118	121,4	125,1	128,9	132,4	134,5	116,1	118	121,4	125,1	128,9	132,4	134,5
	P50	94	94	95	97	98	98	99	56	56	57	58	58	59	59
	P90	106	107	108	109	110	111	111	68	68	69	70	70	71	71
	P95	110	110	111	112	114	115	116	71	71	72	73	73	74	74
	P95 + 12 mmHg	122	122	123	124	126	127	128	83	83	84	85	85	86	86
8	Estatura (cm)	121,4	123,5	127	131	135,1	138,8	141	121,4	123,5	127	131	135,1	138,8	141
	P50	95	96	97	98	99	99	100	57	57	58	59	59	60	60
	P90	107	108	109	110	111	112	112	69	70	70	71	72	72	73
	P95	111	112	112	114	115	116	117	72	73	73	74	75	75	75
	P95 + 12 mmHg	123	124	124	126	127	128	129	84	85	85	86	87	87	87
9	Estatura (cm)	126	128,3	132,1	136,3	140,7	144,7	147,1	126	128,3	132,1	136,3	140,7	144,7	147,1
	P50	96	97	98	99	100	101	101	57	58	59	60	61	62	62
	P90	107	108	109	110	112	113	114	70	71	72	73	74	74	74
	P95	112	112	113	115	116	118	119	74	74	75	76	76	77	77
	P95 + 12 mmHg	124	124	125	127	128	130	131	86	86	87	88	88	89	89

continua...

... continuação

Idade (anos)	Percentis da PA	Pressão Arterial Sistólica (mmHg) Percentis da Estatura ou Medida da Estatura (cm)							Pressão Arterial Diastólica (mmHg) Percentis da Estatura ou Medida da Estatura (cm)						
		5%	10%	25%	50%	75%	90%	95%	5%	10%	25%	50%	75%	90%	95%
10	Estatura (cm)	130,2	132,7	136,7	141,3	145,9	150,1	152,7	130,2	132,7	136,7	141,3	145,9	150,1	152,7
	P50	97	98	99	100	101	102	103	59	60	61	62	63	63	64
	P90	108	109	111	112	113	115	116	72	73	74	74	75	75	76
	P95	112	113	114	116	118	120	121	76	76	77	77	78	78	78
	P95 + 12 mmHg	124	125	126	128	130	132	133	88	88	89	89	90	90	90
11	Estatura (cm)	134,7	137,3	141,5	146,4	151,3	155,8	158,6	134,7	137,3	141,5	146,4	151,3	155,8	158,6
	P50	99	99	101	102	103	104	106	61	61	62	63	63	63	63
	P90	110	111	112	114	116	117	118	74	74	75	75	75	76	76
	P95	114	114	116	118	120	123	124	77	78	78	78	78	78	78
	P95 + 12 mmHg	126	126	128	130	132	135	136	89	90	90	90	90	90	90
12	Estatura (cm)	140,3	143	147,5	152,7	157,9	162,6	165,5	140,3	143	147,5	152,7	157,9	162,6	165,5
	P50	101	101	102	104	106	108	109	61	62	62	62	62	63	63
	P90	113	114	115	117	119	121	122	75	75	75	75	75	76	76
	P95	116	117	118	121	124	126	128	78	78	78	78	78	79	79
	P95 + 12 mmHg	128	129	130	133	136	138	140	90	90	90	90	90	91	91
13	Estatura (cm)	147	150	154,9	160,3	165,7	170,5	173,4	147	150	154,9	160,3	165,7	170,5	173,4
	P50	103	104	105	108	110	111	112	61	60	61	62	63	64	65
	P90	115	116	118	121	124	126	126	74	74	74	75	76	77	77
	P95	119	120	122	125	128	130	131	78	78	78	78	80	81	81
	P95 + 12 mmHg	131	132	134	137	140	142	143	90	90	90	90	92	93	93
14	Estatura (cm)	153,8	156,9	162	167,5	172,7	177,4	180,1	153,8	156,9	162	167,5	172,7	177,4	180,1
	P50	105	106	109	111	112	113	113	60	60	62	64	65	66	67
	P90	119	120	123	126	127	128	129	74	74	75	77	78	79	80
	P95	123	125	127	130	132	133	134	77	78	79	81	82	83	84
	P95 + 12 mmHg	135	137	139	142	144	145	146	89	90	91	93	94	95	96
15	Estatura (cm)	159	162	166,9	172,2	177,2	181,6	184,2	159	162	166,9	172,2	177,2	181,6	184,2
	P50	108	110	112	113	114	114	114	61	62	64	65	66	67	68
	P90	123	124	126	128	129	130	130	75	76	78	79	80	81	81
	P95	127	129	131	132	134	135	135	78	79	81	83	84	85	85
	P95 + 12 mmHg	139	141	143	144	146	147	147	90	91	93	95	96	97	97
16	Estatura (cm)	162,1	165	169,6	174,6	179,5	183,8	186,4	162,1	165	169,6	174,6	179,5	183,8	186,4
	P50	111	112	114	115	115	116	116	63	64	66	67	68	69	69
	P90	126	127	128	129	131	131	132	77	78	79	80	81	82	82
	P95	130	131	133	134	135	136	137	80	81	83	84	85	86	86
	P95 + 12 mmHg	142	143	145	146	147	148	149	92	93	95	96	97	98	98
17	Estatura (cm)	163,8	166,5	170,9	175,8	180,7	184,9	187,5	163,8	166,5	170,9	175,8	180,7	184,9	187,5
	P50	114	115	116	117	117	118	118	65	66	67	68	69	70	70
	P90	128	129	130	131	132	133	134	78	79	80	81	82	82	83
	P95	132	133	134	135	137	138	138	81	82	84	85	86	86	87
	P95 + 12 mmHg	144	145	146	147	149	150	150	93	94	96	97	98	98	99

Adaptado de Flynn et al.[7]

Tabela 2. Percentis de Pressão Arterial Sistêmica para Meninas por idade e Percentis de Estatura

Idade (anos)	Percentis da PA	Pressão Arterial Sistólica (mmHg) Percentis da Estatura ou Medida da Estatura (cm)							Pressão Arterial Diastólica (mmHg) Percentis da Estatura ou Medida da Estatura (cm)						
		5%	10%	25%	50%	75%	90%	95%	5%	10%	25%	50%	75%	90%	95%
1	Estatura (cm)	75,4	76,6	78,6	80,8	83	84,9	86,1	75,4	76,6	78,6	80,8	83	84,9	86,1
	P50	84	85	86	86	87	88	88	41	42	42	43	44	45	46
	P90	98	99	99	100	101	102	102	54	55	56	56	57	58	58
	P95	101	102	102	103	104	105	105	59	59	60	60	61	62	62
	P95 + 12 mmHg	113	114	114	115	116	117	117	71	71	72	72	73	74	74
2	Estatura (cm)	84,9	86,3	88,6	91,1	93,7	96	97,4	84,9	86,3	88,6	91,1	93,7	96	97,4
	P50	87	87	88	89	90	91	91	45	46	47	48	49	50	51
	P90	101	101	102	103	104	105	106	58	58	59	60	61	62	62
	P95	104	105	106	106	107	108	109	62	63	63	64	65	66	66
	P95 + 12 mmHg	116	117	118	118	119	120	121	74	75	75	76	77	78	78
3	Estatura (cm)	91	92,4	94,9	97,6	100,5	103,1	104,6	91	92,4	94,9	97,6	100,5	103,1	104,6
	P50	88	89	89	90	91	92	93	48	48	49	50	51	53	53
	P90	102	103	104	104	105	106	107	60	61	61	62	63	64	65
	P95	106	106	107	108	109	110	110	64	65	65	66	67	68	69
	P95 + 12 mmHg	118	118	119	120	121	122	122	76	77	77	78	79	80	81
4	Estatura (cm)	97,2	98,8	101,4	104,5	107,6	110,5	112,2	97,2	98,8	101,4	104,5	107,6	110,5	112,2
	P50	89	90	91	92	93	94	94	50	51	51	53	54	55	55
	P90	103	104	105	106	107	108	108	62	63	64	65	66	67	67
	P95	107	108	109	109	110	111	112	66	67	68	69	70	70	71
	P95 + 12 mmHg	119	120	121	121	122	123	124	78	79	80	81	82	82	83
5	Estatura (cm)	103,6	105,3	108,2	111,5	114,9	118,1	120	103,6	105,3	108,2	111,5	114,9	118,1	120
	P50	90	91	92	93	94	95	96	52	52	53	55	56	57	57
	P90	104	105	106	107	108	109	110	64	65	66	67	68	69	70
	P95	108	109	109	110	111	112	113	68	69	70	71	72	73	73
	P95 + 12 mmHg	120	121	121	122	123	124	125	80	81	82	83	84	85	85
6	Estatura (cm)	110	111,8	114,9	118,4	122,1	125,6	127,7	110	111,8	114,9	118,4	122,1	125,6	127,7
	P50	92	92	93	94	96	97	97	54	54	55	56	57	58	59
	P90	105	106	107	108	109	110	111	67	67	68	69	70	71	71
	P95	109	109	110	111	112	113	114	70	71	72	72	73	74	74
	P95 + 12 mmHg	121	121	122	123	124	125	126	82	83	84	84	85	86	86
7	Estatura (cm)	115,9	117,8	121,1	124,9	128,8	132,5	134,7	115,9	117,8	121,1	124,9	128,8	132,5	134,7
	P50	92	93	94	95	97	98	99	55	55	56	57	58	59	60
	P90	106	106	107	109	110	111	112	68	68	69	70	71	72	72
	P95	109	110	111	112	113	114	115	72	72	73	73	74	74	75
	P95 + 12 mmHg	121	122	123	124	125	126	127	84	84	85	85	86	86	87
8	Estatura (cm)	121	123	126,5	130,6	134,7	138,5	140,9	121	123	126,5	130,6	134,7	138,5	140,9
	P50	93	94	95	97	98	99	100	56	56	57	59	60	61	61
	P90	107	107	108	110	111	112	113	69	70	71	72	72	73	73
	P95	110	111	112	113	115	116	117	72	73	74	74	75	75	75
	P95 + 12 mmHg	122	123	124	125	127	128	129	84	85	86	86	87	87	87
9	Estatura (cm)	125,3	127,6	131,3	135,6	140,1	144,1	146,6	125,3	127,6	131,3	135,6	140,1	144,1	146,6
	P50	95	95	97	98	99	100	101	57	58	59	60	60	61	61
	P90	108	108	109	111	112	113	114	71	71	72	73	73	73	73
	P95	112	112	113	114	116	117	118	74	74	75	75	75	75	75
	P95 + 12 mmHg	124	124	125	126	128	129	130	86	86	87	87	87	87	87

continua...

... continuação

Idade (anos)	Percentis da PA	Pressão Arterial Sistólica (mmHg) Percentis da Estatura ou Medida da Estatura (cm)							Pressão Arterial Diastólica (mmHg) Percentis da Estatura ou Medida da Estatura (cm)						
		5%	10%	25%	50%	75%	90%	95%	5%	10%	25%	50%	75%	90%	95%
10	Estatura (cm)	129,7	132,2	136,3	141	145,8	150,2	152,8	129,7	132,2	136,3	141	145,8	150,2	152,8
	P50	96	97	98	99	101	102	103	58	59	59	60	61	61	61
	P90	109	110	111	112	113	115	116	72	73	73	73	73	73	73
	P95	113	114	114	116	117	119	120	75	75	76	76	76	76	76
	P95 + 12 mmHg	125	126	126	128	129	131	132	87	87	88	88	88	88	88
11	Estatura (cm)	135,6	138,3	142,8	147,8	152,8	157,3	160	135,6	138,3	142,8	147,8	152,8	157,3	160
	P50	98	99	101	102	104	105	106	60	60	60	61	62	63	64
	P90	111	112	113	114	116	118	120	74	74	74	74	74	75	75
	P95	115	116	117	118	120	123	124	76	77	77	77	77	77	77
	P95 + 12 mmHg	127	128	129	130	132	135	136	88	89	89	89	89	89	89
12	Estatura (cm)	142,8	145,5	149,9	154,8	159,6	163,8	166,4	142,8	145,5	149,9	154,8	159,6	163,8	166,4
	P50	102	102	104	105	107	108	108	61	61	61	62	64	65	65
	P90	114	115	116	118	120	122	122	75	75	75	75	76	76	76
	P95	118	119	120	122	124	125	126	78	78	78	78	79	79	79
	P95 + 12 mmHg	130	131	132	134	136	137	138	90	90	90	90	91	91	91
13	Estatura (cm)	148,1	150,6	154,7	159,2	163,7	167,8	170,2	148,1	150,6	154,7	159,2	163,7	167,8	170,2
	P50	104	105	106	107	108	108	109	62	62	63	64	65	65	65
	P90	116	117	119	121	122	123	123	75	75	75	76	76	76	76
	P95	121	122	123	124	126	126	127	79	79	79	79	80	80	81
	P95 + 12 mmHg	133	134	135	136	138	138	139	91	91	91	91	92	92	93
14	Estatura (cm)	150,6	153	156,9	161,3	165,7	169,7	172,1	150,6	153	156,9	161,3	165,7	169,7	172,1
	P50	105	106	107	108	109	109	109	63	63	64	65	66	66	66
	P90	118	118	120	122	123	123	123	76	76	76	76	77	77	77
	P95	123	123	124	125	126	127	127	80	80	80	80	81	81	82
	P95 + 12 mmHg	135	135	136	137	138	139	139	92	92	92	92	93	93	94
15	Estatura (cm)	151,7	154	157,9	162,3	166,7	170,6	173	151,7	154	157,9	162,3	166,7	170,6	173
	P50	105	106	107	108	109	109	109	64	64	64	65	66	67	67
	P90	118	119	121	122	123	123	124	76	76	76	77	77	78	78
	P95	124	124	125	126	127	127	128	80	80	80	81	82	82	82
	P95 + 12 mmHg	136	136	137	138	139	139	140	92	92	92	93	94	94	94
16	Estatura (cm)	152,1	154,5	158,4	162,8	167,1	171,1	173,4	152,1	154,5	158,4	162,8	167,1	171,1	173,4
	P50	106	107	108	109	109	110	110	64	64	65	66	66	67	67
	P90	119	120	122	123	124	124	124	76	76	76	77	78	78	78
	P95	124	125	125	127	127	128	128	80	80	80	81	82	82	82
	P95 + 12 mmHg	136	137	137	139	139	140	140	92	92	92	93	94	94	94
17	Estatura (cm)	152,4	154,7	158,7	163	167,4	171,3	173,7	152,4	154,7	158,7	163	167,4	171,3	173,7
	P50	107	108	109	110	110	110	111	64	64	65	66	66	66	67
	P90	120	121	123	124	124	125	125	76	76	77	77	78	78	78
	P95	125	125	126	127	128	128	128	80	80	80	81	82	82	82
	P95 + 12 mmHg	137	137	138	139	140	140	140	92	92	92	93	94	94	94

Adaptado de Flynn et al[7]